Werner Bergmüller

SCHMERZ LAß NACH!

Die Entdeckung einer revolutionären Heilmethode

„Sich frei wie ein Vogel fühlen"
durch Muskuläre Tiefenmassage MTM

IMPRESSUM:

Herausgeber:
Werner Bergmüller
Lärchenweg 6
83022 Rosenheim
Telefon: 08031/615213

Umschlaggestaltung: Gerd D. Horn, Rosenheim

Layout: Schott-Design, Rosenheim

Fotos: Werner Bergmüller, Brannenburg

Bildbearbeitung und Zeichnungen: Angie Sigmund, Brannenburg

Herstellung: Books on Demand GmbH, Norderstedt

Printed in Germany

ISBN 3-8311-3137-6

INHALT

KAPITEL XII

KAPITEL XIII

KAPITEL XIV

Präambel
Was bedeutet Gesundheit?

„Krankheit ist weder Schicksal noch Strafe, sondern die Chance, aus Vergangenem zu lernen und Fehler künftig vermeiden zu lernen".

Nach Definition der WHO (Weltgesundheitsorganisation) bedeutet Gesundheit „die vollkommene Übereinstimmung körperlichen, geistigen, seelischen und sozialen Wohlbefindens".

Diesen Maßstab zugrunde gelegt, dürfte es kaum einen Menschen auf der Welt geben, der vollkommen gesund ist. Wir Durchschnittsmenschen sind ja auch schon zufrieden und glauben, gesund zu sein, wenn uns nichts weh tut und wir uns einigermaßen wohl fühlen.

Wir sind krank, wenn wir aus dem Gleichgewicht vollkommener Übereinstimmung körperlicher, geistiger, seelischer und sozialer Abläufe geraten. Neueste wissenschaftliche Erkenntnisse bestätigen dies durch Forschungen auf molekularer Ebene. Demnach verändern sich bei Krankheiten die Atome in den Zellen, was zu einer physiologischen Fehlfunktion der Zelle – und letztlich des gesamten Organismus – führt. Dieses atomare Zellgleichgewicht wiederherzustellen und zu behalten ist also die wichtigste Voraussetzung für die Gesundheit. Der Zustand der Muskulatur spielt hierbei eine herausragende Rolle.

Vorwort

„Es ist unmöglich, die Fackel der Wahrheit durch ein Gedränge zu tragen, ohne jemand den Bart zu sengen".

Dieser Ausspruch Lichtenbergs ist mir beim Schreiben dieses Buches sehr oft durch den Kopf gegangen. Immer wieder waren Widerstände zu überwinden, diese oder jene Erfahrung und Feststellung quasi als „Wahrheit" in Worte zu kleiden, um sie dem Leser verständlich und glaubhaft zu machen. Dabei galt es natürlich immer wieder auch, darauf zu achten, anderen möglichst nicht zu sehr „den Bart zu sengen", was sich allerdings nicht immer ganz verhindern ließ. Vielleicht sind ja aber auch manche Bärte schon etwas lang – und das Gedränge ist groß.

Nun ist es bei der Vielzahl der täglich erscheinenden Bücher sicher nicht einfach, die schönen von den häßlichen, die guten von den bösen oder die wahrhaftigen von den unwahren zu trennen. Gerade auf dem Gesundheitssektor werden fast täglich neue Entdeckungen und wissenschaftliche Erkenntnisse veröffentlicht, die sicher alle ihre Berechtigung haben. Aber ein Sprichwort sagt: „Die Wissenschaft von heute ist der Irrtum von morgen", womit gesagt sein soll, daß wir Menschen uns davor hüten sollten, jeder neuen Entdeckung und Feststellung blind zu vertrauen. Es gilt zu prüfen – aber wie? Am besten wohl durch gesunde Kritik und praktischen Vergleich. Nur birgt dies natürlich auch die Gefahr, immer wieder auch in falsche Richtungen gelenkt zu werden, denn Rufer gibt es zahlreiche. Wie sagte schon Goethe? „Dein Rufen hör´ ich wohl, allein mir fehlt der Glaube". Sind wir nicht alle schon total verunsichert durch die Vielzahl angeblich „allein selig machender Weisheiten" aus dem Reich der Wissenschaften und Pseudowissenschaften? Wem und was können wir überhaupt noch glauben? Und wer sich allein auf den Fortschritt verläßt, der wird feststellen: er ist eine Schnecke, besonders auf dem Gebiet der

Gesundheitspolitik. Verantwortlich dafür sind weniger jene, die es sich zur Aufgabe gemacht haben, nach neuen Wegen zu suchen, sondern vielmehr Bürokraten, die das zu verhindern suchen – wie und warum auch immer. Geld- und machtpolitische Faktoren spielen hierbei ebenfalls eine gewichtige Rolle.
Es dauerte fast 30 Jahre, bis sich mein Freund Werner Bergmüller entschloß, das, was er in einem Schatz an Erfahrungen über die muskuläre Tiefenmassage MTM gesammelt hat, in Buchform für jene Menschen zusammenzufassen, die schmerzgeplagt sind und nach Befreiung suchen. Kaum ein Gebiet wird so intensiv erforscht und so ausführlich beschrieben wie der Schmerz, der neben der Angst als der große Peiniger der Menschen gilt. Schier unzählige Formen des Schmerzes sind bekannt: Kopf- und Zahnschmerzen, Bauchschmerzen, Muskel- und Gelenkschmerzen, rheumatische und Gichtschmerzen sowie viele diffuse (unklare) Schmerzarten unbekannter Herkunft. Nicht zu vergessen die seelischen Schmerzen, wie sie bei Verlust von Angehörigen, Freunden oder Dingen, die uns sonst lieb und teuer sind, entstehen. Doch allein schon die „richtige" Einstellung zum Phänomen Schmerz zu finden, dem wir während unseres Lebens immer wieder ausgesetzt sind, ist nicht einfach. Art und Intensität dieses Gefühls sind nahezu ebenso vielfältig wie jeder Mensch einzigartig ist. Was dem einen erträglich, erscheint dem anderen quälend und unerträglich, was der eine als gegeben hinnimmt, dagegen lehnt sich der andere – manchmal ein Leben lang – auf. Dabei wird im Bestreben nach Schmerzfreiheit oft übersehen, daß Schmerzen auch eine sehr wichtige Signalfunktion haben, die dem Betroffenen zeigen, daß irgendwo im Organismus irgend etwas nicht in Ordnung ist. Krankheit und Schmerz hängen meist eng zusammen. Doch einige besonders tückische Krankheiten, insbesondere der Krebs, haben die – gefährliche – Eigenart, während der Entstehungsphase überhaupt keine Schmerzen zu verursachen. Und da, wo es nicht weh tut, haben wir auch keinen Anlaß, nach einer Krankheit zu

suchen. Wenn der Krebs dann in Erscheinung tritt und plötzlich auch Schmerzen macht, ist es meist schon zu spät.
Es wäre ein Fehler, immer und sofort mit der chemischen Keule gegen Schmerzen vorzugehen und so die Chance zur Feststellung der Krankheitsursache und zur Heilung zu vertun. Leider ist die Ursachenforschung und –behandlung im ärztlichen Alltag heutzutage ebenso in den Hintergrund geraten wie das präventive, also vorbeugende Denken. Demzufolge werden **präventive Maßnahmen** – wozu auch regelmäßige Massagen gehören – von unserem Gesundheitssystem weder honoriert noch wurden sie bisher in den Leistungskatalog der Kassen aufgenommen. Damit bleibt eines der wichtigsten Instrumente im Kampf gegen die Entstehung von Krankheiten – insbesondere jenen, die sich langfristig entwickeln, wie z. B. Krebs – ungenutzt. Der Grund für dieses unverständliche Verhalten der gesundheitspolitischen Entscheidungsträger liegt meines Erachtens ganz einfach darin, dass das derzeitige System mehr auf den Verdienst am Kranken als an der Vorbeugung gegen Krankheiten ausgerichtet ist. Das muß und wird sich ändern, wozu auch die in diesem Buch geschilderten Erfahrungen dienen sollen. Wie wenig die gesundheitliche Aufklärung in Deutschland Wert auf die Wichtigkeit langfristig-präventiver Maßnahmen legt, geht auch daraus hervor, dass weder sauberes Trinkwasser noch der biologisch ausgerichtete Schlafplatz bisher eine wesentliche Rolle im vorbeugenden Gesundheitswesen spielen.
Etwa 6000 Menschen nehmen sich jährlich bundesweit das Leben, weil sie ihre Schmerzen nicht mehr ertragen können.
Kein Wunder also, dass in der Vergangenheit erhebliche Anstrengungen unternommen wurden, Schmerzen zu bekämpfen. Inzwischen gibt es zig-Tausende von Schmerzmitteln auf dem Markt, erlernbare Techniken wie Yoga und Entspannungsübungen werden angeboten, und auch mit Massagen wird versucht, Erleichterung zu finden. Medikamente haben den großen Nachteil, daß sie auf Dauer zahlreiche

und meist schwere Nebenwirkungen haben, und die anderen angebotenen Möglichkeiten sind meist auch nur bedingt tauglich. So steht der Schmerzgeplagte nicht selten vor der Situation, den Teufel mit dem Beelzebub auszutreiben. Am Ende vieler Schmerztragödien stehen nicht selten Operationen, deren Ausgang und Erfolg, wie die Statistiken zeigen, meist auch zweifelhaft sind, ja manchmal sogar neue Schmerzzustände verursachen.

Was also kann in diesem Dilemma die Lösung sein? Der Idealzustand wäre – wie schon gesagt – eine hinreichende Prävention, um Krankheiten möglichst erst gar nicht entstehen zu lassen oder möglichst lange hinauszuzögern. Darüber hinaus wäre es wünschenswert, wenn die Ärzte im Krankheitsfall wirklich wieder zu „Behandlern" würden und ihre Patienten sozusagen von Kopf bis Fuß auf mögliche Ursachen untersuchen und dann be-handeln bzw. sie im Bedarfsfall an spezielle Behandler – Masseure und Physiotherapeuten – weiter überweisen würden. Dazu müssten sie allerdings in der Lage sein, zu erkennen, welche Art der Weiterbehandlung im Einzelfall angezeigt ist. Beispiel: einen Patienten mit sehr tiefliegenden Muskelblockaden zum Krankengymnasten zu schicken, wäre absolut untauglich, ja könnte dessen Beschwerden weiter verschlimmern. Die Wirklichkeit sieht leider anders aus. Mein Hausarzt z. B. kennt seit langem weder den Zustand meiner Zunge, noch hat er sich durch Augenschein oder Test ein Bild meines Bewegungsapparates gemacht. Wahrscheinlich ist er dazu auch nicht hinreichend genug ausgebildet. Und die dafür notwendige Zeit kann er bei der Menge an Patienten, die er „verarzten" muß, gar nicht aufbringen. Daß ich offensichtlich seit Jahren zwei unterschiedlich lange Beine hatte, wurde demzufolge auch nicht von ihm, sondern von meinem Freund Bergmüller festgestellt, als er mich einmal beim Gehen von hinten beobachtete. So einfach wäre das. Meine durch die Beinlängenverkürzung verursachten Schmerzen im Lendenwirbelsäulenbereich hatte ich längst schon einem beginnenden Alterungs- und Abnützungsprozeß zu- und die mir vom Arzt verschriebenen Salben und Tabletten abgeschrieben und war natürlich überglücklich, als sich meine Befürchtungen nach wenigen Behandlungen mit MTM nicht bewahrheiteten – jetzt bin ich schmerzfrei. Was mich zu der Aussage bewegte: „Jetzt glaube ich wirklich, daß das stimmt, was wir da in dem Buch schreiben" – worauf ich nur ein Schmunzeln erntete.

Ich hoffe, es gelingt diesem Buch, den vielen schmerzgeplagten Patienten neuen Mut zu machen und die Wirkung von MTM zumindest einmal auszuprobieren, auch wenn Zweifel vorhanden sein sollten. Das Spektrum der Wirksamkeit ist tatsächlich so weit gefächert, daß für eine Vielzahl von Bereichen gesundheitlicher Beeinträchtigung Hoffnung auf Heilung, zumindest aber eine Linderung der Beschwerden besteht. Denn eines geht aus dem Inhalt dieses Buches klar hervor: es besteht ein gravierender Unterschied zwischen der klassischen Massage und der muskulären Tiefenmassage MTM (siehe Erläuterung auf Seite 23: Zur Behandlungsmethodik). Ab einem bestimmten Blockadezustand der Muskulatur und den daraus resultierenden spezifischen Erkrankungen kann mit der klassischen Massage kaum mehr geholfen werden. Erst die gezielte Behandlung mit MTM bringt in den allermeisten Fällen dann den gewünschten Erfolg. Sie gehört daher nach meiner Auffassung, nicht zuletzt aufgrund der nahezu 30jährigen positiven Erfahrungen von Werner Bergmüller, unbedingt als eigenständige Behandlungsform, abgestimmt auf ihr breites Wirkspektrum und die vom Arzt zu stellende Diagnose in den Leistungskatalog der Krankenkassen. MTM ist tatsächlich so etwas wie der Schlüssel, der die Tür zur Gesundung und Schmerzfreiheit bei zahlreichen Erkrankungen öffnen kann. Bis das auch die politischen Entscheidungsträger, Krankenkassen und Ärzte endlich erkannt haben werden, wird jedoch vermutlich – leider – noch eine Weile vergehen. So lange der klassischen Massage im Rahmen der Prävention kein Raum gewährt

wird, so lange werden Patienten auf die Behandlung mit MTM angewiesen sein, wenn ihnen wirklich geholfen werden soll, das ist nicht weg zu diskutieren. Die zahlreichen Dankschreiben mit den teilweise unglaublichen Erfolgsberichten von Patienten sprechen in dieser Hinsicht für sich. In der Zwischenzeit bleibt es den schmerzgeplagten Patienten überlassen, die Verantwortung für eine optimale Behandlung selbst zu übernehmen, sich zu informieren, Zweifel auszuräumen und neue Wege zu gehen.
Ein Sprichwort sagt: „Ist doch, rufen sie im Kreise, nichts im Werke, nichts getan. Und das Neue reifet leise, still heran. Keiner hört es, keiner sieht es im Geschrei. Mit bescheid´ner Trauer zieht es still vorbei".
In diesem Sinne mein Rat und mein Wunsch an alle Patienten: „Höre niemals auf, anzufangen – Fange niemals an, aufzuhören".

Gerd D. Horn

Co-Autor

Hinweis

Das vorliegende Buch stellt keinen Ersatz für die Empfehlungen eines Arztes oder anderer mit der medizinischen Versorgung beauftragter Personen dar. Vielmehr soll es den Leser mit Informationen versorgen, die ihm bei der Zusammenarbeit mit Ärzten und anderen im Gesundheitsbereich Tätigen in Fragen seiner physischen Belange von Nutzen sind.

Die in diesem Buch enthaltenen Informationen beruhen auf eigenen langjährigen Erfahrungen, die Behandlungserfolge sind dokumentiert. Dennoch kann aus rein rechtlichen Gründen keine Garantie für einen Behandlungserfolg gegeben werden.

Um der Schweigepflicht für medizinisches Personal zu genügen, wurden vom Autor alle Angaben zur Identität der in den Fallgeschichten genannten Personen abgeändert.

Gewidmet den Kranken der Welt

und in Dankbarkeit meiner Ehefrau Marianne, die mich über viele Jahre hinweg in oft bitteren Stunden des Kampfes für eine phantastische Entdeckung, die zu meinem Lebenswerk wurde, gestärkt und getröstet hat.

Dank auch meinem Sohn Stefan, der - zu Beginn der „Geschichte" noch ein Kind - durch sein heiteres Wesen, seine Fröhlichkeit und Unbefangenheit uns trotz vieler Probleme, die sich abzeichneten, viel Sonnenschein in´s Herz brachte. Seit nunmehr über einem Jahr arbeitet er in meiner Praxis nach der von mir entdeckten und weiterentwickelten muskulären Tiefenmassage, die ich im folgenden als MTM bezeichne, mit - und das schon jetzt mit viel Erfolg.

Zu Dank verpflichtet bin ich auch meinem ehemaligen Chef und Förderer, Professor Berquet, der leider nicht mehr lebt, ohne dessen Unterstützung und Wohlwollen ich meine Entdeckung möglicherweise nicht in die Tat hätte umsetzen können.

Und meinem Freund und „Ghostwriter" Gerd Horn, Autor über die Themen „Biologischer Schlafplatz" und „Sauberes Trinkwasser", danke ich für seine unermüdliche Arbeit und Geduld mit meinen oft unleserlichen Manuskripten und aus der Vielfalt des Themas resultierenden „Gedankensprüngen", um daraus in mühevoller Arbeit die Vorlage für dieses Buch zu schaffen. Ohne ihn hätte ich mir sehr viel schwerer getan.

Und schließlich danke ich auch meinen vielen tausend Patienten, die mir ihr Vertrauen geschenkt, Schmerzen bei der Behandlung tapfer ausgehalten und durch ihre gesundheitlichen Probleme meine Erfahrungen bei der Ausübung dieser zukunftsweisenden Therapieform erweitert haben.

Werner Bergmüller

„Die neue Idee wird zuerst verlacht,
dann fängt die Wissenschaft an, sich mit ihr zu beschäftigen,
und schließlich wird die Idee für eine
Selbstverständlichkeit erklärt“

Schopenhauer

Was ist MTM?
Einleitendes und Erläuterungen

Immer dann, wenn man bei sportlichen Wettkämpfen die Spitzenleistungen von Hochleistungssportlern bewundert, die zu schier unglaublichen Leistungen in der Lage sind, fragt man sich, wie dies möglich ist. Aber kaum jemand denkt dabei daran, dass es sich dabei um Menschen handelt, die nicht nur hart trainieren, sondern denen eine Art der muskulären Behandlung zuteil wird, die kaum ein Maurer, Schlosser, Straßenarbeiter oder jeder, der z. B. auch durch sitzende Tätigkeit einer einseitigen Belastung ausgesetzt ist, erhält. Fast könnte man meinen, es gäbe zweierlei Menschen. Dabei muß man sich fragen, ob denn Arbeit weniger körperliche Leistungskraft abverlangt als Sport – wohl kaum. Doch nur wenige Menschen erhalten in jungen Jahren – da, wo es am dringendsten notwendig wäre – jene muskuläre Behandlung, die erforderlich ist, um den Körper über viele Jahre gesund und leistungsfähig zu erhalten. Dabei ist die körperliche Beanspruchung eines Arbeiters oder Angestellten auf Dauer um nichts geringer als die eines Hochleistungssportlers. Der „Normalmensch" aber muß – leider – warten, bis die Schäden an seinem Skelett- und Muskelsystem nach vielen Jahren der Beanspruchung eingetreten sind. Dann erst wird versucht, ihm zu helfen – meist mit untauglichen Mitteln: Medikamenten, Spritzen, Operationen. Vielleicht erhält er irgendwann auch Massagen, nur um festzustellen, daß auch diese nicht viel helfen. Wenn Schäden am Muskel- und Skelettsystem erst einmal manifest sind, ist ihnen mit herkömmlichen Massagen nicht oder kaum noch beizukommen. Vielleicht ist das auch der Grund, warum den Massagen in unserem Gesundheitssystem so wenig Bedeutung beigemessen wird. In Zeiten voller Kassen hat das vielleicht keine so große Rolle gespielt, aber inzwischen sind wir an einem Punkt angekommen, an dem es, jedenfalls offiziell, auf jede Mark ankommt. Es scheint sich in „Expertenkreisen" vielfach noch nicht herumgesprochen zu haben, daß klassische Massagen nur dann einen Sinn machen, wenn sie im Rahmen frühzeitiger Prävention, also der Vorbeugung angewendet werden. Warum das so ist, wird ebenfalls in diesem Buch bewiesen.

Die Ursachen aber, warum im Rahmen zahlreicher „Kostendämpfungsgesetze" die Verordnung von Massagen immer rigider eingeschränkt wird, liegen tiefer. Unser sog. Gesundheitssystem orientiert sich von Anbeginn an weniger am Wohl des Patienten, als vielmehr am Profit. Das ist eine unbestreitbare Tatsache. Tabletten, Spritzen und Operationen wurde eine Machbarkeit zugeschrieben, die Augen und Ohren für die Wirksamkeit einfacher Be-„Hand"lungen verschlossen haben. Heute sind wir an einem Punkt angelangt, an dem kaum noch ein Arzt seinen Patienten mit der Hand be-handelt – der Computer hat sie längst abgelöst.

Anstatt wirklich nach- und vor allem umzudenken, versuchen insbesondere die politischen Entscheidungsträger, die verfahrene Situation mit absolut untauglichen Mitteln in den Griff zu bekommen. Dabei orientieren sie sich nicht an einer Verbesserung der Wirksamkeit medizinischer Hilfe – wie es **MTM** wäre – sondern an einer inzwischen manchmal wahnwitzigen Kostenum- und Neuverteilungsmentalität. Dieses Bemühen mutet nicht selten wie die – unlösbare - Rechenaufgabe an, aus fünf Äpfeln durch Teilung zehn zu erhalten. Es werden immer nur Fragmente bleiben, so wie es sich in der gegenwärtigen Situation niederschlägt. Auf diese Weise bleibt nicht nur das gesamte System auf der Strecke, sondern insbesondere der kranke Mensch, der immer mehr in die Situation hinein gedrängt wird, in seinem Bemühen um Hilfe und Genesung so lange warten zu müssen, bis seine gesundheitlichen Schäden irreparabel geworden sind – ein furchtbares Dilemma, aus dem es ohne wirkliches Umdenken wohl kein Entrinnen geben wird. Wenn zum Beispiel nur die Unternehmer begreifen würden, dass es keine zweierlei Menschen gibt – also den Arbeitenden und den Leistungssportler – und daß ein gesunder Mensch zu viel höheren und kontinuierlichen Leistungen fähig ist, dabei weniger Kosten wegen Krankheitsausfällen verursacht und somit mehr Produktivität erbringt und auch wesentlich motivierter für seine Arbeit ist, und wenn sie dies durch finanzielle Anreize unterstützen würden, dann wäre schon viel gewonnen.

Als im Jahre 1992 ein Fernsehteam von RTL zu einem Interview bei mir in Brannenburg (bei Rosenheim) war, praktizierte ich bereits seit 18 Jahren nach der Methode **MTM**, auf deren Wirksamkeit ich noch während meines Praktikums zum Masseur zwischen 1972 und 1973 gestoßen war. Auch an diesem Tage warteten wie immer zahlreiche Patienten in meiner Praxis geduldig auf ihre Behandlung. Bereitwillig beantworteten sie die Fragen des Fernseh-Teams, wegen welcher Beschwerden sie seit wann und mit welchem Erfolg in meiner Behandlung waren. Einige meiner Patienten werden mit ihren teilweise langjährigen Kranken- und Leidensgeschichten in verschiedenen Kapiteln selbst zu Wort kommen.

Die teilweise unglaublichen Behandlungserfolge kommen durch eine Massagetechnik zustande, die absolut konträr zur damals offiziellen - und heute noch immer gültigen - Lehrmeinung steht.

Das war auch der entscheidende Grund, warum ich mich trotz der Fernsehaufzeichnung von RTL, die später bei der Ausstrahlung leider zu wenig auf die eigentlich bahnbrechende Behandlungstechnik einging, bisher noch nicht an die breite Öffentlichkeit gewandt habe. **Es wäre zu riskant gewesen, sich als Einzelner möglicherweise mit der gesamten Ärzteschaft - und damit der Schulmedizin - sowie auch dem Berufsverband für Masseure anzulegen.** Um ehrlich zu sein: ich hatte einfach Angst davor, mit „Gott und der Welt“ streiten zu müssen. Nun aber hat sich die Situation geändert. **In diesem Zusammenhang bin ich dankbar dafür, dass vor einigen Jahren Dr. Bauermeister, Arzt für physikalische Medizin und Naturheilverfahren, ebenfalls auf die Wirksamkeit der MTM gestoßen ist. Dr. Bauermeister hat in Amerika studiert und als Schmerztherapeut an mehreren Kliniken gearbeitet.** Seine Behandlungsart, vom Prinzip her absolut identisch mit der muskulären Tiefenmassage MTM, stellte er vor einigen Jahren in der ARD bei „Fliege“ vor. **Der Unterschied zu meiner Methode ist insbesondere der, dass Dr. Bauermeister ein kleines Handgerät entwickelt hat, mit dessen Hilfe man ebenfalls sehr tief in das Muskelgewebe eindringen kann, um die dort liegenden Blockaden zu lösen.** Dieses Gerät, das Dr. Bauermeister – ebenso wie die tiefliegenden Muskelblockaden – „Trigger“ (wörtlich: auslösender Faktor) nennt, dient der Schonung der Finger des Behandlers und verstärkt dessen Krafteinwirkung auf die Muskulatur des Patienten.

Im Gegensatz dazu führe ich meine Behandlungen von Beginn an nur mit den Fingern durch. Vorteil: ich habe mehr Gefühl für den muskulären Zustand des Patienten, es gibt weniger blaue Flecken (Blutergüsse werden weitgehend vermieden) und die Behandlung ist für den Patienten weniger schmerzhaft.

MTM erfordert enorme Kraft des Therapeuten in den Händen, auf die ich dank meiner jahrelangen Betätigung als Leistungssportler im Judo sowie einer täglichen Spezialgymnastik (auf die ich im Rahmen dieses Buches auch eingehen werde) bis heute zurückgreifen kann. Auf Hilfsmittel wie den „Trigger“ von Dr. Bauermeister bin ich daher nicht angewiesen.

Heute wird die MTM - oder Osteopraktik, wie Dr. Bauermeister sie nennt - von ihm gelehrt und ist auf dem besten Wege, in nicht allzu ferner Zukunft auch in die allgemeine Medizin als anerkannte Lehre

Eingang zu finden. Es handelt sich hierbei um eine Form der Massage, bei welcher der Therapeut wesentlich tiefer in die Muskulatur und das Bindegewebe hinein massieren muß, als dies nach der üblichen Lehrmeinung für richtig gilt.

MTM ist ein Konzept, das - Körper, Geist und Seele als untrennbare Einheit und Ganzes behandelnd – zwar keine Wunder wirken, aber Heilungen bzw. Linderungen gerade bei chronisch Kranken bewirken kann, die anderweitig nicht zufriedenstellend therapiert werden können. Oder: **MTM** in seiner heutigen Form könnte die adäquate Antwort auf eine seit vielen Jahren verfehlte Gesundheitspolitik sein, die es versäumt bzw. nicht erkannt hat, daß vorbeugende Behandlungen des Bewegungsapparates, insbesondere des Wirbelsäulenbereiches, durch Massagen die weitaus effektivste und kostengünstigste Art der Gesunderhaltung sind. Flächendeckend von Masseuren und Physiotherapeuten in Zusammenarbeit mit Ärzten im therapeutischen Alltag angewandt, könnte **MTM** das Gesundheitswesen durchaus bahnbrechend dergestalt reformieren, daß Milliardenbeträge für Folgekrankheiten eingespart würden.

Die neue Heilmittelverordnung, in Kraft getreten am 1. Juli 2001, hat allerdings jetzt schon ihr Hauptziel verfehlt: eine bessere Verordnungspraxis präventiver (vorbeugender) Massagen einerseits und Massagen im Sinne heilender Therapie andererseits, wofür sich die muskuläre Tiefenmassage bestens eignet. Die therapeutisch wertvolle Ganzmassage im Sinne einer vorbeugenden Behandlung wurde ohnehin bereits vor vielen Jahren aus dem Leistungskatalog der Krankenkassen gestrichen.

Leitgedanke: Der Bewegungsapparat ist behandlungs- und trainingsbedürftig, um richtig zu funktionieren und gesund zu bleiben! Neurologen z. B. kennen seit langem den engen Zusammenhang zwi-

schen Komplikationen mit der Wirbelsäule und psychischen Problemen.

Durch jahrelangen Judosport – und dann durch meinen Beruf als Masseur – kam ich darauf, dass die Ursachen der verschiedensten Beschwerden nicht in der oberflächlichen Muskulatur, sondern in der Tiefe des Gewebes zu finden sein müssen. Es sind bestimmte Veränderungen – ich bezeichne sie als **Blockaden** (Muskelverdickungen, auch im Bindegewebe) – **die sowohl als Auslöser, aber auch als Folgen schmerzhafter Verspannungen von Muskeln und Fehlstellungen von Gelenken, Gelenkschäden, Wirbelsäulenverformungen und Bandscheibenvorfällen in Betracht kommen und beseitigt werden müssen.**
Hier beginnt der Denkansatz, **denn wenn nur das Symptom einer gesundheitlichen Störung und nicht auch seine Ursachen behandelt wird, kann es nicht zur Gesundung kommen!** Das deckt sich u. a. auch mit der chinesischen Medizin und ihrer Lehre von Yin und Yang, der Körpermeridiane und dem Geheimnis ihrer Energiebahnen. Manchmal gelingt es deshalb auch durch Akupunktur, blockierte Energielinien wieder frei zu machen. In den meisten Fällen handelt es sich hierbei allerdings leider nur um einen vorübergehenden Effekt. Aber auch MTM kann keine Wunder bewirken, und wenn die Muskulatur einmal an bestimmten Stellen blockiert ist, bleibt die Tendenz dazu oft für längere Zeit bestehen, so daß immer wieder behandelt werden muß.

MTM könnte eigentlich von jedem Masseur und Physiotherapeuten durchgeführt werden, vorausgesetzt, er ist zu einem totalen **Umdenken gegenüber der bisherigen Lehrmeinung bereit. Diese geht davon aus, dass es durch das Eindringen in die Tiefe der Muskulatur zu noch mehr Muskelverspannungen, Reizungen oder sogar zu Nervenentzündungen kommen würde.** Genau das Gegenteil aber ist der Fall, denn **gerade durch die Behandlung im tiefen Muskelgewebe erfolgt die Auflösung der Blockaden, erfolgt die Beseitigung der Ursache zahlreicher Beschwerden.**

Zur Behandlungsmethodik

Behandler, vergeßt eure Angst, und arbeitet mit extremem Druck der Knöchel und Daumen auf die Blockaden, Myogelosen, Trigger – wie immer ihr es benennen wollt – wodurch ihr automatisch in die Tiefe der Muskulatur gelangt! Aber nicht länger als höchstens 10 bis 15 Sekunden auf einem Bereich bleiben. Dadurch kann es schon zu einem „Knacken" der Wirbelsäule kommen, was bedeutet, dass sich einzelne Wirbel bereits in die richtige Position bewegen.

Durch Drücken und Ziehen an den blockierten Stellen kann man so den Körper in kurzer Zeit komplett durchbehandeln. Natürlich tut diese Form der Massage den Patienten oft sehr weh, worauf man vorher aufmerksam machen sollte. Nach meiner Erfahrung nehmen aber so gut wie alle Patienten die Schmerzen bei der Behandlung in Kauf, zumal die meist chronisch Kranken schon eine jahrelange Odyssee von Behandlungen hinter sich haben und ihre extremen Schmerzen trotzdem nicht beseitigt wurden. Nicht wenige sagen: „Gegenüber dem, was ich jahrelang an Schmerzen und Zuständen gehabt habe, ist die Behandlung geradezu eine Lappalie".

Mancher Therapeut wird beim Lesen dieser Zeilen vielleicht sagen, dass es das doch gar nicht geben kann, mit einer so einfachen Technik derart wirksam behandeln zu können. Trotzdem: Probiert es aus, wenn ihr euren geplagten Patienten wirklich helfen wollt! Auch für mich war es am Anfang unbegreiflich und ein Phänomen, dass man mit einer so einfachen Methode teilweise unglaubliche Erfolge erzielen kann.

Natürlich gibt es auch Grenzen, und wenn es bereits zu irreparablen Schäden an Muskeln, Gelenken, Sehnen und Knochen gekommen ist, kann auch diese Therapieform nicht mehr allzu viel helfen. Trotzdem habe ich bei zahlreichen solcher Patienten zumindest noch eine Linderung von Schmerzen erreichen oder ein weiteres Fortschreiten der Erkrankung verhindern können.
Ich befürchte jedoch, dass es leider noch lange dauern wird, bis sich die Erkenntnisse der **MTM** als Allgemeinwissen in der Massagetherapie endgültig durchgesetzt haben werden. Zu lange dauert nun schon das Festhalten an „alten Zöpfen", die sich nicht selten nur auf der Basis von Vorurteilen halten. Wie sagt man doch? Es ist eben nichts langlebiger als ein Vorurteil.

Dieses Buch soll dem Laien – aber auch dem Fachmann – erklären helfen, zu erkennen, woher unterschiedliche Schmerzen kommen, was ihre Auslöser und ihre Folgen sind und wie man sie beseitigen kann. Darüber hinaus werden im praktischen Übungsteil gymnastische Übungen erklärt, die bei konsequent (fast) täglicher Anwendung zu einer ausgeglichenen Muskulatur führen. Und diese ist nun einmal eine der wichtigsten Vorbedingungen für Schmerzfreiheit und einen funktionsfähigen Bewegungsapparat. Immerhin sind wir ja täglich fast zwei Drittel der Tageszeit auf den Beinen...

In jedem Fall aber gilt stets das Prinzip: vor der Behandlung die gesundheitliche Problematik mit dem behandelnden Arzt (Haus- oder Facharzt) abklären, der dann auch die entsprechenden Massagen verschreiben wird. Die Kosten werden in aller Regel von den Krankenkassen übernommen.

Das Buch soll auch helfen, dem Arzt gegenüber nicht als hilfloser Mensch, sondern als mündiger Patient auftreten zu können, denn niemand kennt Ihren Körper besser als Sie selbst! Weisen Sie Ihren Arzt auf die Erkenntnisse, die Sie aus diesem Buch gewinnen werden, hin und bitten Sie ihn, sich auch damit zu beschäftigen. Jede dadurch vermiedene Tablette, Spritze oder gar Operation ist ein Gewinn für Sie. **Denn es geht nicht darum, ob ihr Arzt Recht hat oder was er verdient, es geht um I h r e Gesundheit!**

Mit diesem Buch halten Sie über 25 Jahre meiner Erfahrung und meines Kampfes und Einsatzes für deren Durchsetzung in Händen. Nutzen Sie dieses Potential, indem Sie vor allen Dingen den Übungsteil genau beachten und die Übungen regelmäßig durchführen!

Lesen Sie die Geschichte jener „phantastischen Entdeckung", die ich schon im Jahre 1972 gemacht habe. Sie kann Ihnen helfen, den Weg zur Wiederherstellung Ihrer Gesundheit zu finden, so weit das aufgrund Ihres jetzigen Gesundheitszustandes möglich ist. Nur Mut, auch wenn Sie heute Probleme mit Ihrer Gesundheit haben, sollten Sie sich selbst die Chance einer Verbesserung geben. Eines aber ist auch klar: **Nicht der Arzt, Heilpraktiker oder Masseur heilt, sondern der Organismus verfügt über jene Selbstheilungskräfte, die von verantwortungsvollen Behandlern lediglich aktiviert werden können.** Ich erachte es seit nunmehr über einem viertel Jahrhundert als meine vorrangige Aufgabe, die Lebensqualität meiner Patienten zu erhalten.

Meine Erkenntnis daraus: **Es muß das Ziel sein, primär am Entstehungspunkt von Krankheiten anzusetzen, um damit schwerwiegenden Gesundheitsbeeinträchtigungen vorzu-beugen.**
Der Satz „Das Ganze ist mehr als nur die Summe aller Teile" trifft auf die Therapie mit **MTM** in ganz besonderer Weise zu.

KAPITEL I

Mein Weg in den Heilberuf

Nach meiner achtjährigen Dienstzeit beim Bundesgrenzschutz, wo ich neben meiner Tätigkeit als Taucher auch intensiven Leistungssport im Judo betrieben habe, entschloss ich mich, Masseur zu werden. Meine Ausbildung absolvierte ich in der renommierten Massageschule des Münchner Bindegewebsspezialisten Dr. Helmrich. In seinem Lehrbuch der Bindegewebsmassage, das er vor über 30 Jahren geschrieben hat, geht er auf die Zusammenhänge zwischen Organen und Muskulatur ein. Ihm verdanke ich die Grundkenntnisse der klassischen und der Bindegewebsmassage, die mich schließlich zu dem **neuen Denken** und der **MTM** geführt haben.

„Frei wie ein Vogel"

Vor Beginn meiner Ausbildung an der Massageschule war es fast normal, dass ich jeden Tag mit Rückenbeschwerden aufstand. Erst wenn ich gymnastiziert hatte, konnte ich wirklich gerade stehen. Ich spürte im „kalten" Zustand fast alle Muskeln, die für den Bewegungsapparat zuständig sind. In dieser Zeit der Ausbildung hatte ich das Judo im Leistungsbereich fast schon aufgegeben, jedoch machte ich eisern jeden Morgen meine Gymnastik.
Wir Schüler massierten uns gegenseitig fast jeden Tag. Nach ungefähr einem viertel Jahr stand ich in der Frühe auf, konnte aufrecht stehen und fühlte mich rundum wohl. Alle Bewegungen gingen nahezu wie von selbst – **ich fühlte mich frei wie ein Vogel!**

Es war ein unbeschreiblich schöner, angenehmer Zustand, **den ich vorher nie gekannt hatte. Jetzt wusste ich: das sollte der Normalzustand der Muskulatur sein, den jeder Mensch eigentlich haben müs-**

ste. Meine Muskulatur war bis in die tiefsten Schichten frei und durchgängig. **Selbst zur „besten Zeit" während meiner aktiven Laufbahn als Leistungssportler hatte ich einen solchen Muskelzustand nicht gekannt.**

Nur dank meiner konsequenten täglichen Gymnastik und regelmässiger Massagen verfüge ich heute, mit 56 Jahren, noch fast immer über diesen muskulären Zustand, der mich **„frei wie ein Vogel" macht.** **Mir wurde klar, dass die Muskulatur behandlungsbedürftig ist und sich auch dann, wenn man eine solide Grundmuskulatur hat, nicht automatisch von selbst regeneriert – und das trotz regelmäßiger Gymnastik (Ausnahmen bestätigen die Regel). Auch beim Judo, das weiss ich heute, wurden wir Sportler viel zu wenig behandelt.**

KAPITEL II

Eine „phantastische Entdeckung"

Während meines Praktikums in der damals sehr bekannten Thyssen-Klinik in Prien am Chiemsee unter Leitung von Professor Berquet hatte ich ein Schlüsselerlebnis, das meine künftige Tätigkeit als Masseur entscheidend verändern sollte.
Eines Tages behandelte ich einen Patienten, der mir während der Massage sagte: **„Sie können mir auch nicht helfen".** Ich fragte ihn, warum er dieser Ansicht sei, und er antwortete: **„Ich habe schon so viele Massagen erlebt, und noch keine hat geholfen".** Daraufhin fragte ich ihn, ob ich bei ihm eine Behandlung ausprobieren dürfte, die ich vorher noch nie gemacht habe, die sehr weh tun würde, aber vielleicht zum Erfolg führen könnte. Lakonisch antwortete er: **„Schlimmer als meine Schmerzen jetzt schon sind, kann es wohl nicht mehr werden".** An diesem Patienten probierte ich meine in die Tiefe der Mus-

kulatur gehende Behandlungsmethode zum ersten Male aus. Es kostete mich selbst große Überwindung, bei einem Menschen derart tief in die Muskeln hineinzuarbeiten, zumal ich mir der Kraft meiner Hände und Finger durchaus bewusst war.

Der Patient litt seit Jahren unter extremen Schmerzen im Brustwirbelbereich, die manchmal die Symptome eines beginnenden Herzinfarktes auslösten, und unter massiven Schlafstörungen; er galt als „austherapiert". Ein trauriges Los. Die Massage dauerte etwa zehn Minuten, und ich vergaß für diese Zeit alles während der Ausbildung Erlernte. Danach legte ich ihn in´s Fango (Wärmepackung).

Auch das widersprach der damaligen Lehrmeinung, nach der das Fango immer v o r der Massage angewendet werden mußte. Das wurde zwar inzwischen zum Teil revidiert, jedoch wird es in den meisten Praxen noch wie früher gehandhabt. Was soll ich viel sagen: nach der vierten Behandlung war der Patient beschwerdefrei.

An jenem Tag ging ich nach Hause zu meiner Frau und sagte ihr, dass ich beim Massieren eine unglaubliche Entdeckung gemacht habe, die total konträr zu meiner Massageausbildung steht. Ich erzählte ihr, was ich entdeckt hatte, worauf sie nur meinte: **„Das kann es doch nicht geben, dass die Massagelehre das nicht beinhaltet".** Als ich ihr mein Erlebnis mit dem Patienten genauer schilderte, wollte sie es einfach nicht glauben. Es wunderte mich nicht, denn auch ich war mehr als überrascht und hatte mit einem derart schnellen und durchschlagenden Erfolg nicht gerechnet. Von da an behandelte ich viele meiner Patienten in der Klinik nach der von mir gewonnenen Erkenntnis, und die lautet: **tiefliegende Blockaden im Muskel sind verantwortlich für eine Vielzahl von körperlichen und psychischen Beschwerden, denen mit herkömmlichen Mitteln kaum beizukommen ist.**

Sie werden vielleicht überrascht sein, lieber Leser, wenn ich behaupte, dass auch psychische – wenngleich nicht alle – Probleme ihre Ursache (oder Mitursache) in tiefliegenden muskulären Blockaden haben können. Ebenso können die Ursachen körperlicher Beschwerden durchaus in psychischen „Blockaden" zu finden sein. Man denke nur an die engen Zusammenhänge zwischen Angst und Verkrampfung.

Der menschliche Organismus, bestehend aus Körper, Geist und Seele, ist eben ein untrennbar miteinander verbundener, genial geschaffener Regelkreis, der nur in seiner Gesamtheit betrachtet und demzufolge auch behandelt werden muss, wenn ihm wirklich geholfen werden soll.

Auf diese Zusammenhänge werde ich in den folgenden Kapiteln näher eingehen. Bevor ich in der Klinik jedoch nach meiner neuen Methode arbeiten konnte bzw. durfte, hatte ich ein zweites Erlebnis mit einem Patienten, einem, wie sich später herausstellte, guten Freund von Professor Berquet. Das hätte mich beinahe meinen Arbeits- bzw. Praktikumsplatz gekostet.

Folgendes war passiert:

Der Patient hielt sich zu einem Segelurlaub in Prien auf. Er wurde mir mit der Diagnose „Torticollis" (Schiefhals) zur Behandlung überwiesen. Weil er mir mit seinen Schmerzen leid tat, habe ich ihn gefragt, ob ich bei ihm eine neue Behandlungsart durchführen dürfe, die allerdings etwas schmerzhaft sein könne, aber wahrscheinlich zum Erfolg führen würde. Darauf gab er mir zur Antwort: „Machen Sie, was Sie wollen, Hauptsache, ich brauche meinen Segelurlaub nicht abzubrechen". Also behandelte ich ihn **nach der Methode MTM.** Danach meinte er: „So schlimm war es eigentlich gar nicht".

Einen Tag später wurde ich zu Professor Berquet zitiert, der mir in nicht gerade freundlichem Ton zu verstehen gab, dass ich mir eine „solche" Behandlung wie bei dem Patienten mit dem Schiefhals nicht noch einmal erlauben dürfe. Im Klartext: er drohte mir im Wiederholungsfalle mit meiner Entlassung...

Ich war wie vor den Kopf gestoßen, hatte sich mein Chef doch überhaupt nicht dafür interessiert, **was** ich bei meiner Massagebehandlung überhaupt gemacht hatte. Aber die Sache ging glücklicherweise gut aus. Am nächsten Tag kam der Patient hocherfreut zur nächsten Behandlung und erklärte, er sei fast beschwerdefrei. Niedergeschlagen erklärte ich ihm, dass ich auf Anweisung von Professor Berquet diese Behandlungsart nicht noch einmal anwenden dürfe. „Dann habe ich Sie bei ihm wohl zu sehr gelobt", sagte er, „aber machen Sie es trotzdem. Professor Berquet ist nämlich ein guter Freund von mir. Ich werde ihm das schon beibringen". Also behandelte ich ihn wieder wie am ersten Tag nach der Methode **MTM.**

Einen Tag später ließ mich mein Chef abermals rufen. Ich stellte mich innerlich zumindest auf ein gehöriges Donnerwetter ein, schlimmstenfalls mit meiner Entlassung. Doch es kam anders.

Freundlich bat mich der Professor, Platz zu nehmen und erklärte mir in selten erlebter Liebenswürdigkeit, dass es dem Patienten mit dem Schiefhals nach der letzten Behandlung durch mich ausgesprochen gut gehe und er daher seinen Segelurlaub nicht abbrechen müsse. Vor Freude wäre ich meinem Chef beinahe um den Hals gefallen.

Es war einer der denkwürdigsten und gleichzeitig wichtigsten Tage während meiner Tätigkeit als Masseur. Von diesem Zeitpunkt an stand Professor Berquet mit seinem ganzen Einfluß als Klinikchef hinter meiner Behandlungstechnik, und ich konnte viele meiner Patienten erfolgreich therapieren. Von einigen erfuhr ich, dass mein Chef gesagt haben soll: „**Geht´s zu meinem Masseur runter in das Untergeschoß, wenn ihr den drei Mal überlebt habt, dann fehlt euch nichts mehr, ich kann euch nicht mehr helfen“.**

Noch heute bin ich Professor Berquet für sein Verständnis und seine Unterstützung dankbar, denn ohne ihn und seine Zustimmung zu einer Behandlungstechnik, die zu diesem Zeitpunkt als ein grober Verstoß gegen die Lehrmeinung galt, wäre es mir nicht möglich gewesen, die muskuläre Tiefenmassage an den zahlreichen Klinikpatienten zu praktizieren. Diese Erfahrung war für mich äusserst wichtig.

KAPITEL III

Der Kampf beginnt

„Neid muss man sich erarbeiten, Spott bekommt man umsonst“.

Viele meiner Bekannten, Freunde und Patienten fragen mich noch heute, warum ich mit meiner Entdeckung der MTM nicht schon früher an die Öffentlichkeit, zu Ärzten und Krankenkassen gegangen bin, um darauf aufmerksam zu machen. Immerhin war es mir ja nachweislich gelungen, Patienten, denen oft jahre- und jahrzehntelang durch die unterschiedlichsten Therapien nicht geholfen werden konnte, von ihren Beschwerden quer durch den Diagnosebereich zu befreien. Viele von ihnen haben dadurch ihre frühere Lebensqualität zurück erlangt. Nicht wenige meiner Patienten haben mir anvertraut: **„An manchen Tagen sind meine Schmerzen so schlimm, dass mir das Leben keine Freude mehr macht. Manchmal habe ich sogar schon daran gedacht, mich umzubringen“.** Dann war es für mich eine ganz besondere Herausforderung, diese Menschen nicht nur seelisch aufzubauen, sondern die in mich gesetzten Hoffnungen nicht zu enttäuschen. Die Rückschläge, mit denen ich zu kämpfen hatte, lagen aber weniger im Behandlungsbereich, sondern vielmehr darin, dass nahezu die gesamte Ärzteschaft in meinem Umkreis mich offensichtlich boykottierte. So mancher meiner Patienten erklärte, dass er seinen Arzt über die Besserung seiner chronischen Beschwerden (z. B. jahrelange Migräne, Kopfschmerzen, Rückenprobleme, Schlafstörungen usw.) informiert habe und darauf zur Antwort erhalten habe: **„Ich darf Ihnen keine Massagen mehr verschreiben"** (das höre ich heute noch genau so wie vor fast 25 Jahren). **Die gleichen Patienten wurden jedoch vorher jahrelang mit konventionellen Methoden (Spritzen, Medikamente usw.) erfolglos behandelt.** Ich erinnere mich an eine achtzehnjährige Patientin, die wegen extremer Migräne bereits vom zehnten Lebensjahr an wöchentlich Spritzen erhielt, die jedoch kaum eine Besserung brachten. Nach sechs Behandlungen mit MTM war diese junge Frau beschwerdefrei. **Es wurden ihr allerdings keine weiteren Massagen zur Stabilisierung ihres erreichten Gesundheitszustandes mehr verschrieben.** Unter diesem Gesichtspunkt ist es geradezu grotesk, **dass Ärzte, wie mir Patienten immer wieder berichteten, vor meiner Behandlung mit dem Argument warnten, diese sei zu schmerzhaft, Massagen dürften nicht weh tun.**

Ein Fall war besonders gravierend. Der Patient hatte Herzinfarkt-ähnliche Zustände und musste vom Notarzt in ein Krankenhaus eingeliefert werden. Dort wurden die üblichen Untersuchungen durchgeführt, die den Verdacht auf Herzinfarkt jedoch nicht bestätigten. Der Patient wurde mit der Diagnose „ohne Befund" entlassen und kam zu mir in die Praxis. Seine Beschwerden – Herzstechen und Herzrhythmusstörungen – waren noch immer vorhanden. Ursache für seine Zustände war eine totale muskuläre Blockade im Brustwirbelbereich, und ein Wirbel war verrutscht, den ich durch sanfte Chiropraktik und MTM in die richtige Lage brachte. Nach mehreren Behandlungen waren die Beschwerden verschwunden. Aufgrund dieses Erfolges und zur weiteren Stabilisierung wollte sich der Patient weitere Massagen von seinem Arzt verschreiben lassen. Diese wurden ihm jedoch mit der Begründung verweigert: „Bei dem (also mir) ist die Behandlung ja lebensgefährlich").

Nicht die gesundheitliche Beeinträchtigung des Patienten war das Problem, sondern das Verhalten dieses Arztes, mit dem ich wegen seiner Äußerung später sogar vor Gericht zog. Gemäß Urteil musste er sich bei Androhung eines hohen Ordnungsgeldes verpflichten, nicht mehr zu behaupten, meine Behandlungen seien lebensgefährlich. Besonders enttäuschend für mich war, dass sich dieser Arzt noch nicht einmal darüber informierte, nach welcher Methode ich arbeitete. Übrigens: von einer Patientin hörte ich in diesen Tagen, dass genannter Arzt zu ihr sagte, Massage würde nichts bringen.

Während meiner inzwischen fast 30jährigen Arbeit als selbständiger Masseur wurden mir – und das ist kein Witz – lediglich von zwei Ärzten, die über meine „lebensgefährliche" Methode informiert waren, Patienten zur Behandlung geschickt. Man muss sich vorstellen: Mediziner warnen ihre Patienten vor einer Massage-Methode, die sie nicht kennen, von der sie nur wissen, dass sie schmerzhaft ist und nehmen mit keiner Silbe zur Kenntnis, **dass gerade diese Methode erfolgreich ist.**

Schade, denn dadurch verweigern sie vielen ihrer Patienten die Chance, mit wenig Aufwand und Kosten in meist kurzer Zeit beschwerdefrei zu werden.

Warum, so frage ich mich, nehmen Ärzte keine Notiz von den positiven Ergebnissen meiner Behandlungsmethode, die ja nicht nur den Patienten, sondern dem gesamten Gesundheitswesen zugute kommen könnte?

Dass meine Methode der damals gängigen Lehrmeinung der Massagetechnik entgegenstand, konnte – das ist mir heute klar – nicht der alleinige Grund gewesen sein. „Futterneid", ein Begriff, der nicht nur in der Tierwelt vorkommt, ist bis heute ganz sicher mit im Spiel.

Ein Sprichwort sagt: „Neid muss man sich verdienen, Spott bekommt man umsonst". Zum Spott bestand allerdings nie Anlass. Es durfte einfach nicht sein, dass Patienten, denen Ärzte und Professoren nicht helfen konnten, ausgerechnet bei einem einfachen Masseur adäquate Hilfe fanden! Standesdünkel, davon bin ich überzeugt, ist die zweite Komponente, die verhinderte, dass die Wirkungen der MTM von Schulmedizinern nicht anerkannt wurde. Auch der Berufsverband für Masseure reagierte mit keiner Silbe auf das ihm übergebene Video der RTL-Sendung von 1992. Nur der Chefarzt einer großen Reha-Klinik, der mich persönlich kennt, war davon beeindruckt, hat mir jedoch bis heute dennoch keinen einzigen Patienten zur Behandlung geschickt. Das sind nur einige Beispiele einer von Arroganz und Ignoranz geprägten Grundhaltung, die durchaus geeignet war, gerade zu Beginn meiner Tätigkeit als Masseur meine berufliche – und damit auch finanzielle – Existenz in Frage zu stellen.

Bedrohlich wurde die Situation ganz zu Beginn meiner Selbständigkeit, als sich folgender Vorfall ereignete:

Im selben Ärztehaus in Brannenburg, in dem ich meine Praxis hatte, ließ sich nach mir ein Arzt nieder, den ich von der Thyssen-Klinik kannte. Er bat mich recht freundschaftlich, für ihn – so weit möglich – Werbung zu machen. Mehr als ein Jahr nach Eröffnung seiner Praxis sagte mir ein Privatpatient, dass Dr. Sowieso ihm den Tipp gab, zu einem anderen Masseur, und nicht zu mir zu gehen. Natürlich sprach ich diesen Arzt darauf an, worauf er mir erklärte, sechzig Prozent aller Beschwerden, die im Bewegungsapparat auftreten, hätten psychische Ursachen, und es wäre doch sinnvoll, er würde diese Patienten „spritzen", während ich sie „normal behandeln" (leicht massieren) solle. Das war für mich, neben der Enttäuschung über das Verhalten dieses Arztes, ein völlig unakzeptabler Vorschlag.

Das Wissen, einen Orthopäden im selben Haus zu haben, der gegen meine Behandlungsmethode eingestellt war, veranlasste mich schließlich, zeitweilig eine zweite Praxis in Kolbermoor bei Bad Aibling zu eröffnen, damit meine Existenz nicht gefährdet wurde. Zu sagen, dass auch von diesem Arzt nie ein Patient zu mir geschickt wurde, erübrigt sich eigentlich. Lange Zeit war ich verwundert darüber, dass ich ausgerechnet aus der Gegend, in der meine Praxis war, die wenigsten Patienten hatte. Vielleicht erklärt es ein Sprichwort: **„Der Prophet im eigenen Lande ist nichts wert".**

KAPITEL IV

Der Durchbruch

Trotz meiner Erfolge mit der tiefenmuskulären Massagetechnik war ich nicht zufrieden – und das hatte seine Begründung. Wenn man über viele Jahre etwas tut, von dem man nicht nur überzeugt ist, sondern genau weiß, dass es das Richtige ist, mit dem man vielen Patienten helfen kann, die überwiegende Mehrheit der in den Heilberufen Tätigen aber dagegen ist, es ignorieren oder gar bekämpfen, dann kommt immer wieder einmal der Punkt, an dem man selbst daran zu zweifeln beginnt oder am liebsten resignieren möchte. Ob das ein ganz „normaler" Vorgang ist, weiß ich nicht, aber er ist sehr schmerzhaft. Wenn mich in diesen Zeiten meine Frau nicht immer wieder auf´s neue motiviert und die Erfolge bei meinen Patienten mich nicht immer wieder ermuntert hätten, weiter zu machen, hätte ich möglicherweise irgendwann einmal aufgegeben. Allein entgegen den Lehren der Schulmedizin zu handeln und zu behandeln – und das in Deutschland – bedeutete bei allen Erfolgen noch immer ein großes Risiko. Das Damoklesschwert des Entzuges der Kassenzulassung schwebte ständig über mir, denn natürlich konnte ich nicht nur im medizinischen Interesse meiner Patienten behandeln, sondern musste auch wirtschaftlich denken. Beides in angemessener Weise zu verbinden, ohne mir selbst untreu zu werden, war eine große Belastung – aber auch Herausforderung.

Wenn heute Ärzte – wie zum Beispiel Dr. Bauermeister – nach meiner Methode arbeiten, auch wenn dabei auf Studien an amerikanischen Universitäten Bezug genommen wird, dann ist das sicher ein Schritt in die richtige Richtung. Dass ich inzwischen die Anerkennung meiner Behandlungsmethode ausgerechnet der Schulmedizin verdanke, die mich über viele Jahre hinweg ignoriert hatte, erfüllt mich allerdings schon – das gebe ich zu – mit einer gewissen Genugtuung. Insofern bin ich Dr. Bauermeister – mit gewissen Einschränkungen - dankbar dafür, dass er als erster Arzt in Deutschland den Mut hat, die tiefenmuskuläre Massagetechnik langfristig in das Konzept anerkannter medizinischer Behandlungen einbauen zu wollen. Mag sein, dass dies einem habilitierten Mediziner im leider noch immer mit Standesdünkeln behafteten Deutschland leichter fällt als mir, einem einfachen Masseur.

KAPITEL V

Muskelblockaden und die damit verbundenen Beschwerden

Um eine an sich schon ältere Sache in neuem Licht erscheinen zu lassen, bedarf es natürlich einer neuen Verpackung und eines neuen bzw. anderen Namens. So wird der Begriff der Muskelblockade, den ich seit über 25 Jahren verwende, zum „Trigger" – was Auslöser bedeutet. Medizinisch gesehen handelt es sich dabei um nichts anderes als Verhärtungen des tiefliegenden Muskelgewebes, die im Laufe der Zeit zur Muskelverkürzung führen – mit allen Folgen für den Bewegungsapparat und die daran gekoppelten Organe. Eine Schonung der (entzündeten) Gelenke, wie dies der Orthopäde Thomas Laser behauptet, hat dies nicht zur Folge – ganz im Gegenteil. Die Gelenke werden durch die verkürzten Muskeln mehr und mehr aus ihrer anatomisch richtigen Lage gezogen. Die einzige Möglichkeit, dem entgegenzuwirken, ist die Lösung der Muskelblockaden.

Man muß sich das so vorstellen: wenn die so genannte Grundmuskulatur (siehe Abb.)

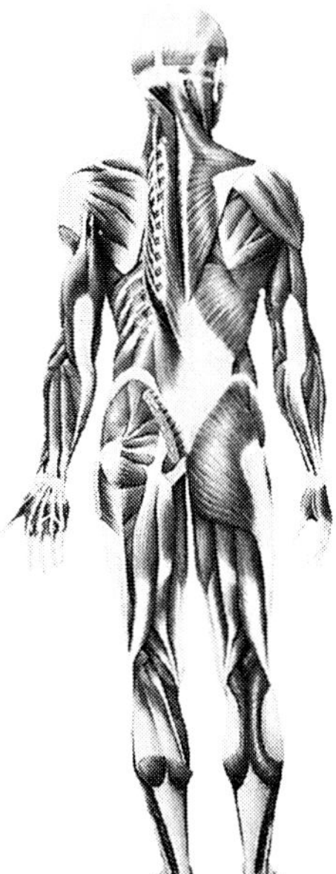

von Beginn des Lebens nie richtig ausgebildet bzw. aufgebaut wurde, kann sie später ihre Aufgaben (z. B. Stabilisierung des Skeletts, Übertragung mechanischer Kraft auf den gesamten Bewegungsapparat, Schutz und Polsterung von Organen usw.) nicht übernehmen. Dadurch kommt es zunächst zu Fehlhaltungen des Skeletts, die von den unterschiedlichen Muskelgruppen wiederum auszugleichen versucht werden. Durch die dadurch entstehende Überbeanspruchung verdicken und verkürzen sich die Muskeln. Was ursprünglich beabsichtigt war – nämlich die Stabilisierung des Skeletts – verkehrt sich jetzt in´s Gegenteil: die verkürzten Muskeln ziehen das Skelettsystem (siehe Abb.)

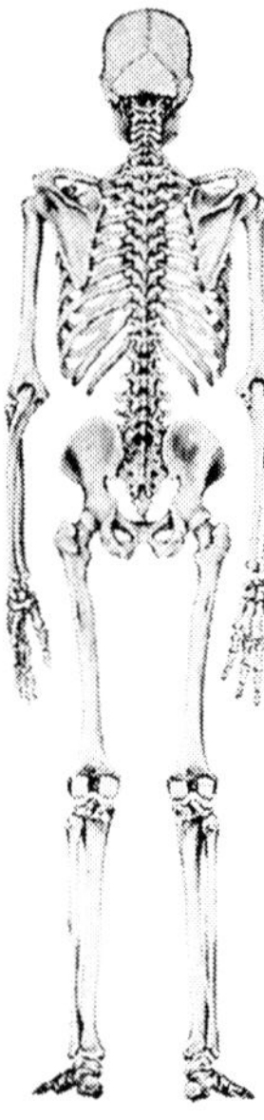

aus seiner normalen Position und destabilisieren es. So kommt es nicht nur zur Fixierung der ursprünglichen, sondern zur Ausbildung neuer Fehlsteuerungen bzw. Fehlstellungen, die man häufig im Wirbelsäulenbereich feststellen kann.

Die verkürzten Rückenmuskeln ziehen einzelne Wirbel aus ihrer Normalposition, und in dieser Fehlstellung wird der Wirbel nun mit der ganzen Kraft der verkürzten (und meist „verholzten") Muskeln fixiert. Die dadurch entstehende Blockade geht mit der Zeit immer mehr in die Tiefe, wodurch es zu starken Rücken- und Gelenkschmerzen bis hin zu Bandscheibenvorfällen kommen kann. Auch einzelne Muskelfasern können reißen (gefürchteter Muskelfaserriss bei Sportlern).

Mit konventionellen Behandlungsmethoden (z. B. Spritzen, Krankengymnastik, oberflächliche Massagen usw.) ist der geschilderten Problematik so gut wie nicht beizukommen, da die beteiligten Muskelgruppen in einen Zustand der permanenten Verkürzung und Verhärtung geraten. **Die Muskulatur ist krank, sie wird schließlich wie Holz, und der Teufelskreis zwischen Fehlhaltung und Muskelverhärtung bzw. -verkürzung ist geschlossen. Oft beginnt hier der lange Leidensweg von Patienten.**

KAPITEL VI

Problematik von Muskulatur und Bandscheibe

Die Muskulatur sollte in allen Bereichen frei und „butterweich" sein. Bei Belastung darf bzw. muss sie zwar härter werden (um Leistung zu erbringen), aber nach einer bestimmten, relativ kurzen Zeit muss sie sich in den vorherigen weichen, also entspannten Zustand zurück formen. **Jeder kann das leicht selbst an sich überprüfen: die Muskulatur muss durchgängig weich bis auf den Knochen sein, d. h., man muss mit den Fingern bis auf den Knochen durchdrücken können, ohne dass es schmerzt. Ist das nicht der Fall, ist die Muskulatur nicht in Ordnung.**

Diesen total entspannten Zustand haben nur ganz wenige Menschen, so dass diese Abnormalität, die fast bei jedem vorhanden ist, als Normalzustand empfunden wird.

Natürlich verursacht jede Fehlhaltung außer Problemen beim Laufen, Stehen, Liegen oder Sitzen auch Schmerzen. **Hinzu kommt, dass es durch die Überbeanspruchung von Muskeln und Bändern allmählich auch zu Abnutzungserscheinungen (siehe Abb.:Spondylarthrosis/degenerative Altersveränderung der Wirbelsäule) - vornehmlich an den Bandscheiben und Gelenken - kommt.**

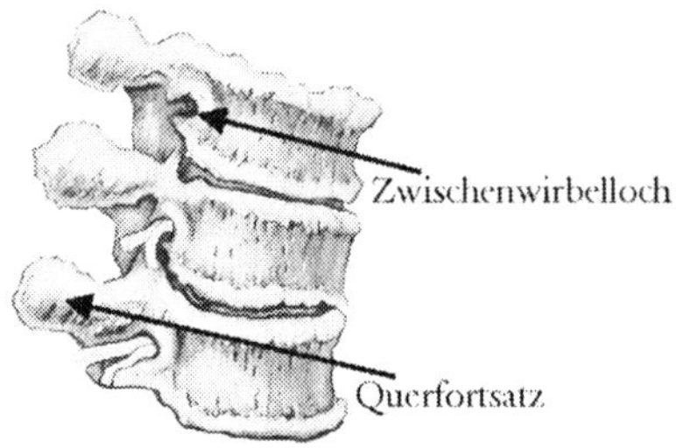

Beschreibung und Funktion der Bandscheibe

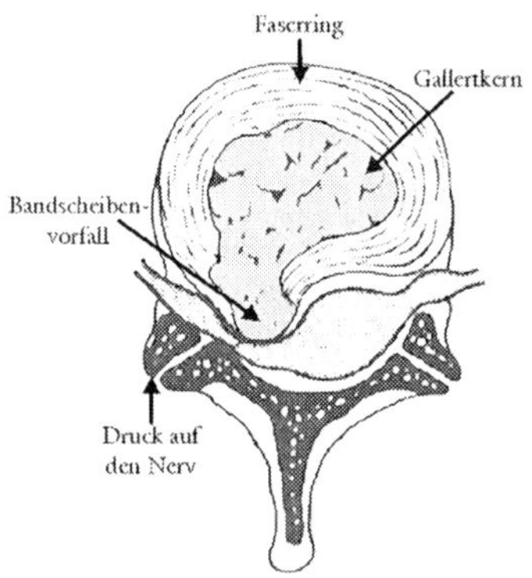

Die Bandscheiben (auch Zwischenwirbelscheiben genannt) machen rund ein Viertel der gesamten Wirbelsäulenlänge aus. Im einzelnen setzt sich eine Bandscheibe aus einem gallertartigen Kern und einem Faserknorpel zusammen. Er liegt in einer Hülle in der Mitte des Faserknorpels. Die Knorpelmassen umgeben den Gallert-Kern ringförmig. Lebenswichtige Mineralien und Flüssigkeiten durchdringen passiv das Gewebe und sorgen für die nötige Regeneration. Jeden Tag verliert jede Bandscheibe eine geringe Menge Flüssigkeit. So kann sich die Körpergröße über den Tag um bis zu drei Zentimeter reduzieren bzw. wieder erhöhen. In der Nacht wiederum – während der Regenerations-Phase – füllt sich das Gewebe mit Flüssigkeit auf. Die Bewegungen der Wirbelkörper werden von den Bandscheiben abgepuffert. Die Zwischenwirbelscheiben sind perfekte Stoßdämpfer mit Rückstell-Mechanismus und Ausgleich-Automatik – eine geniale Konstruktion.

Das Quellvermögen der Bandscheiben läßt mit dem Alter oder aufgrund von (Stoffwechsel)-Erkrankungen nach. Die Folge sind Höhenminderungen zwischen den Wirbelkörpern. Zusätzlich werden die kleinen Wirbelgelenke stärker belastet und verschleißen schneller. Die Bandscheibe kann sich aufgrund der geringeren Rückstell-Kräfte nach hinten **vorwölben** und auf eine Nervenendigung drücken. Dies wird als Bandscheibenvorwölbung bezeichnet. Wenn nun der Knorpelring einreißt und der Gallert-Kern austritt, liegt ein **Bandscheibenvorfall** vor, der meist mit erheblichen Schmerzen verbunden ist. Eine weitere Form der Schädigung stellt die Sequestrion (Absonderung) der Bandscheibe dar. Hierbei lösen sich Teile von der Bandscheibe und können sich z. B. im Wirbelkanal festsetzen. Die Schädigung der Bandscheiben ist dabei nicht nur eine Krankheit des fortgeschrittenen Alters. Erste Veränderungen können bereits zwischen dem 20. und 30. Lebensjahr auftreten. Wird der äußere Faserring brüchig, kann es zur Einsprossung von schmerzübertragenden Nervenfasern kommen. Hieraus resultiert ein **diskogener Schmerz,** d. h. die Bandscheibe selbst wird zum Schmerzauslöser.

Bandscheibenschäden

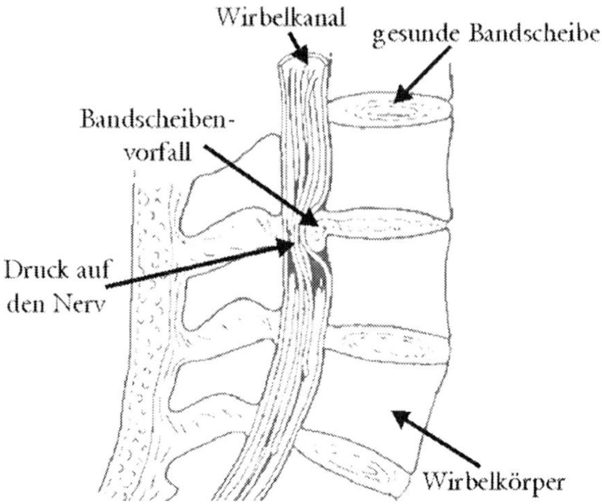

Bandscheibenvorfälle, im medizinischen Sprachgebrauch **Bandscheibenprolaps** genannt, sind die größte Gruppe spezifischer Rückenbeschwerden und verursachen meist sehr starke Schmerzen. Viele Patienten sind daher mit einer Operation einverstanden, von der sie sich eine Linderung bzw. Beseitigung ihrer Schmerzen erhoffen. Als Ursache eines Bandscheibenvorfalls kommt nach meiner Erfahrung meist eine einseitige Blockade mit Muskelfaserverdickung in Betracht.
Wie bereits beschrieben, verkürzen und verspannen diese die Rükkenmuskeln und ziehen einzelne Wirbel in eine Fehlstellung. Das kann auch durch eine sog. Hüftbeinverschiebung passieren. Der Druck auf die Bandscheibe wird durch die Fehlstellung verstärkt, wodurch diese ihre eigentliche Aufgabe, als Stoßdämpfer zwischen den Wirbeln Stöße abzupuffern, nur noch eingeschränkt erfüllen kann.

Wird nun die Fehlstellung – und die damit oft verbundene Beinlängenverkürzung bzw. –verlängerung – durch MTM, sanfte Chiropraktik und Behandlung nach Dorn reguliert, so ist es möglich, dass der Patient schon nach wenigen Behandlungen schmerzfrei ist. Nicht selten können sogar Operationen – mit allen Risiken für den Patienten – vermieden werden, von den Kosten einmal ganz abgesehen.

Einschränkungen für eine Behandlung mit MTM (Kontraindikationen)

Bei Rückenbeschwerden, die eindeutig auf eine Einengung des Rükkenmark-Kanals und der Nervenaustritts-Öffnungen, Wirbelbrüche, Infektionen, Tumore und akut entzündliche Erkrankungen zurückzuführen sind, ist eine Behandlung mit MTM – bzw. auch jede normale Massage – kontraindiziert (verboten). Die Diagnosen für diese Erkrankungen bzw. Verletzungen müssen eindeutig vom Arzt bzw. Facharzt gestellt und gesichert sein. Der Anteil dieser Einschränkungen beläuft sich nach meiner langjährigen Erfahrung jedoch „nur" auf ca. 20 Prozent der Patienten.

Das so genannte Wirbelgleiten nimmt in meiner täglichen Praxis eine gewisse Sonderstellung ein. Die Ursachen hierfür sind vielfältig. Zum einen kann eine Fehlsteuerung der Muskulatur (z. B. Blockaden) zu einem ständigen Gleiten der Wirbel führen, zum anderen kann aber auch die Wirbelsäule selbst zu wenig anatomisch richtig stabilisiert sein. Hier muss immer der Facharzt durch gesicherte Diagnosestellung über eine Behandlung (im Extremfall Operation) entscheiden. Bei nur leichten Formen des Wirbelgleitens ist eine vorsichtige Behandlung mit MTM und sanfter Chiropraktik jedoch durchaus möglich.

Die meisten Patienten, die mit einem Krankheitsbild zu mir kommen, das auf eine verhärtete Muskulatur und damit verbundenen Fehlsteueungen im Skelettbereich zurückzuführen ist, waren vorher schon bei mehreren Ärzten, Orthopäden und Behandlern, ohne eine Verbesserung ihres Zustandes erreicht zu haben. Warum? Weil ihre Muskulatur nicht bis in die Tiefe gehend frei gemacht wurde, so dass auch die Wirbelblockaden und statischen Veränderungen nicht aufgelöst werden konnten.

Hier kann nur durch gezielte Behandlung – nämlich mit MTM – Abhilfe geschaffen werden, da dadurch die Muskulatur in der Tiefe gelöst – also frei gemacht – wird und sich die blockierten Wirbel wieder in den Normalzustand zurück bewegen können. Die Behandlung mit MTM, Fango, Bewegungs- und teilweise auch Elektrotherapie wird von mir meist durch sanfte Chiropraktik unterstützt.

Der Patient wird so oft mit MTM massiert, bis die Muskulatur so frei wird, dass über die sanfte Chiropraktik der blockierte Wirbel in seine anatomisch richtige Lage „zurückwandern" kann.

Ungünstig – um nicht zu sagen: problematisch – ist es, chiropraktische Griffe anzuwenden, so lange die Muskulatur nicht so frei ist, dass sie die betroffenen Wirbel quasi von selbst in ihre angestammte Position zurück gleiten lässt.

KAPITEL VII

Patienten berichten

„Ich hatte Bandscheiben-Probleme im Lenden- und Brustwirbelbereich. Gegen die Schmerzen bekam ich Spritzen und Tabletten, aber die halfen nicht viel oder gar nicht. Es wurde eine Fehlhaltung und Abnützung einer Bandscheibe im Brustwirbelbereich diagnostiziert, und ich erhielt Krankengymnastik. Aber auch das brachte keine nen-

nenswerte Linderung. Durch die vielen Schmerzmittel bekam ich Magengeschwüre und mir war dauernd schwindlig. Schließlich wollte man mich operieren".

Wenige Wochen vor dem bereits feststehenden Operationstermin erhielt diese Patientin durch Zufall meine Adresse und kam in meine Praxis. Nach zehn Behandlungen mit MTM war sie nahezu schmerzfrei, nach weiteren fünf konnte sie sich wieder wie früher ohne Schmerzen bewegen, ihre Hausarbeit verrichten und sogar leichten Sport treiben. Und: **„Den Operationstermin habe ich natürlich abgesagt",** erklärte mir die Patientin voller Freude.

Was war passiert?

Bei der Befunderhebung stellte sich eine totale Blockade des Lenden- und Brustwirbel-Bereiches heraus, was bei den meisten Menschen wegen einer Schwäche der Grundmuskulatur im Rückenbereich der Fall ist. Der Lendenbereich war relativ gering verhärtet. Während der Behandlungen mit MTM und anschließendem Fango begannen sich die tiefliegenden Muskelverhärtungen nach und nach zu lösen. Dadurch und mit Hilfe sanfter Chiropraktik sowie Bewegungstherapie kam es zu einer Korrektur der fehlgestellten Wirbel. Des weiteren wurde die Patientin angewiesen, die von mir erprobten gymnastischen Übungen (maximal fünf Minuten täglich / siehe Übungsteil) durchzuführen, was sie auch nach Eintritt der Beschwerdefreiheit weiter fortführen sollte. Das war alles.

Der zweite Fall: „Ich mußte über lange Zeit mindestens drei Mal pro Jahr wegen Herzinfarkt-ähnlichen Zuständen, die bis zur Bewusstlosigkeit führten, stationär auf der Intensivstation behandelt werden. Außerdem litt ich unter Herzrhythmusstörungen. Nach sechs Behandlungen, über einen Zeitraum von 14 Tagen verteilt, fuhr ich relativ beschwerdefrei nach Hause. Ein drei viertel Jahr verging. Dann kam ich während meines Urlaubs aus Hannover wieder in die Praxis von Herrn Bergmüller und konnte ihm berichten, dass ich seit den Behandlungen beschwerdefrei geblieben war. Natürlich hatte ich während dieser Zeit die mir empfohlene Gymnastik regelmäßig durchgeführt".

Diese beiden Beispiele zeigen, dass es nicht nur auf die tiefenmuskulären Massagen ankommt, sondern auch auf die Mitarbeit des Patienten selbst, also die gymnastischen Übungen.

Auf keinen Fall aber darf die Gymnastik in einem Zustand gemacht werden, in dem die Muskeln noch blockiert sind, weil dadurch eine evtl. vorhandene Fehlsteuerung noch verschlimmert werden kann.

Dies gilt grundsätzlich auch für krankengymnastische Übungen. Erfahrungen wie mit dieser Patientin habe ich inzwischen Tausende gemacht. Allerdings kann eine solche Therapie bis zu 40 oder mehr Behandlungen erfordern. Trotzdem ist es immer noch die bessere Alternative als eine Operation.

Leitgedanke: Der Leistungssportler macht auch keinen Sport mehr, wenn er verletzt ist.

Beispiel: Wenn ein Sportler drei Mal je Woche 5000 Meter läuft, und er bekommt dabei Muskelschmerzen in den Oberschenkeln, dann versucht sein Trainer sicher nicht, sein Trainingspensum zu erhöhen, sondern der Sportler wird zunächst aus dem Training genommen und mit Massagen sowie den nach dem heutigen Stand der Sportmedizin notwendigen Therapien versorgt, bis die Schmerzen verschwunden sind.

KAPITEL VIII

Häufigkeit der Behandlung

Meistens lindern sich die verspannungsbedingten Beschwerden nach drei bis sechs Behandlungen. Die erforderliche Anzahl richtet sich jedoch danach, wie lange die Problematik bereits besteht. **Bei vielen Beschwerden liegen die Anfänge schon Jahre bis Jahrzehnte zurück.** Wenn man davon ausgeht, dass manche Blockaden schon bis in die Kindheit zurück reichen, wird verständlich, dass Schmerzprobleme sich nicht von heute auf morgen lösen lassen. **Die MTM ist zwar äusserst wirkungsvoll, jedoch keine Wunderbehandlung!** Bei akuten Schmerzen, wie zum Beispiel LUMBAGO (Hexenschuß) oder SPORTUNFALL kann oft schon eine einmalige Behandlung zur Schmerzfreiheit führen. **Sehr oft kommt es in der Praxis vor, dass sich Patienten beim ersten Zeichen einer Besserung körperlich überlasten. Sie graben zum Beispiel den Garten um, tragen schwere Getränkekisten, fahren stundenlang im Auto, heben schwere Möbel und beginnen im Fitneß Studio mit dem Krafttraining.** Sie tun alles, was sie wegen ihrer Schmerzen schon lange nicht mehr machen konnten. Das ist sehr unvernünftig und unvorsichtig. **Viele bezahlen diese voreiligen Aktivitäten mit einem Rückfall. Betrachten Sie dies als eine Warnung!**

Die körperlichen Aktivitäten müssen nach der MTM-Therapie **allmählich** wieder aufgenommen und gesteigert werden, und es darf nicht gleich die 100-prozentige Belastungsfähigkeit vom Körper gefordert werden.

In jedem Fall muss die Behandlung aber so lange fortgeführt werden, bis die Muskulatur in den tiefsten Schichten frei und ihre „Verholzung" aufgehoben ist.

Eine Verkürzung der Behandlungsdauer ist möglich – vorausgesetzt, der Patient hält die Schmerzen aus – indem man mit dem von Dr. Bauermeister entwickelten „Träger" (einem Handgerät zur Verstärkung des Druckes auf die Muskulatur) arbeitet. In solchen Fällen habe ich früher tatsächlich einen Kochlöffelstiel zu Hilfe genommen.

Die Reaktion kann sein, dass sich an Körperstellen wie Oberschenkel, Gesäß und Hüfte nach der Behandlung blaue Flecken (Blutergüsse) bilden. Das kann manchmal schlimm aussehen, ist jedoch ungefährlich. Die Ergüsse sind nur so lange vorhanden, so lange das Gewebe nicht frei ist. Ist die Muskulatur in Ordnung, bekommt man keine blauen Flecken. Je öfter ein Schmerzgebiet behandelt wird, desto weniger anfällig ist es für eine Fleckenbildung.

Zur Beachtung: wer Blut verdünnende Mittel (z. B. Marcumar bei bestimmten Herzkrankheiten) oder Heparin (bei Thrombose-Gefahr) nehmen muss, darf nur äusserst vorsichtig mit MTM behandelt werden. Ich frage meine Patienten immer ausdrücklich danach.

An den behandelten Stellen empfinden die meisten Patienten etwa drei Tage lang einen Berührungsschmerz, der die eigentlichen Schmerzen sogar überlagern kann. Dieser durch Haut-Irritationen entstehende Schmerz ist völlig normal, und es ist ungefähr so, als wenn man sich irgendwo angeschlagen hätte. Manchmal verstärken sich in den ersten Tagen nach der Behandlung die Muskelschmerzen, was aber normal und erträglich ist.

Eine Erfahrung haben so gut wie alle meine Patienten gemacht: sie sind überglücklich, endlich wieder schmerzfrei zu sein. Die meisten Fälle machen aber auch die große Hilflosigkeit der konventionellen Behandlungsmethoden deutlich, zu denen grundsätzlich auch die klassische Massage zählt. Wenn es erst einmal so weit gekommen ist, dass der Patient schmerzgekrümmt da steht und kaum in der Lage ist, sein Bein oder seinen Arm anzuheben oder auch nur seinen Kopf gerade zu halten, dann sollte das für jeden behandelnden Therapeuten ein Alarmsignal allererster Ordnung sein. Ich bezeichne es als falsch, wenn in einer solchen Situation lediglich mit Schmerzmitteln oder der Verordnung von Krankengymnastik versucht wird, Abhilfe zu schaffen.

Gerade durch Krankengymnastik zum falschen Zeitpunkt – und dieser ist in solchen Fällen fast immer gegeben – erfolgt eine Stabilisierung der Fehlstatik! Die klassische Massage bringt – richtig angewandt – bestenfalls einen Durchblutungseffekt mit allerdings nur vorübergehender Linderung der Schmerzen, nicht aber die Beseitigung der Ursache: Auflösung tiefliegender Muskelblockaden.

Ausnahme: es handelt sich um einen Patienten, bei dem die Muskulatur zwar in Ordnung ist, sich aber z. B. durch Verletzung, Verkühlung oder kurzfristige Überlastung nur oberflächlich verspannt hat.

Ich komme zurück zum RTL-Interview, von dem ich zu Beginn berichtet habe. Es war eine „geballte Ladung" der unterschiedlichsten Krankengeschichten, die das Aufnahme-Team u hören bekam. **Da ich glaube, dass niemand kompetenter ist, über seine Leidensgeschichte zu berichten, als die Patienten selbst, möchte ich noch einige von ihnen zu Wort kommen lassen.**

Das Arm-Schulter-Syndrom

Frau A. berichtet: „Das, was ich habe, nennt sich Arm-Schulter-Syndrom. Angefangen hat es 1983, da bin ich dann zu verschiedenen Ärzten gekommen, was aber alles nichts geholfen hat. Jetzt bin ich seit sechs Jahren bei Herrn Bergmüller in Behandlung, und seitdem geht es mir prima, muss ich sagen. Ich bin beschwerdefrei. Schlafen habe ich früher überhaupt nicht können. Beim Umdrehen nachts musste mir immer mein Mann helfen. **Ich hatte extreme Schmerzen in beiden Schultergelenken und konnte nicht mal einen Löffel zum**

Mund führen. Ich musste mit der anderen Hand nachhelfen. Nachdem es mir bei Herrn Bergmüller schon besser ging, besuchte ich den Orthopäden, bei dem ich im Krankenhaus war und die Schulter in Narkose eingerichtet worden war, was aber nicht geholfen hatte. Ich berichtete, dass es mir viel besser ginge und ich bat um Massagen. Er sagte: „Sie kommen nochmals in die Klinik“. Massagen bekam ich nicht verschrieben. Aber ohne die Massagen geht bei mir gar nichts, da wäre ich steif. Das haben mir die Ärzte schon vor Jahren gesagt. Jetzt komme ich alle 14 Tage her und es geht mir gut“.

Eine eindrucksvolle Schilderung durch die Patientin, aus der die Problematik der Akzeptanz und Verordnung von Massagen durch die Ärzte hervorgeht.

So wie es aussieht, wird die gesamte physikalische Therapie, insbesondere Massagen, durch politische Strömungen einerseits und die Überlastung von Ärzten andererseits künftig noch mehr eingeschränkt werden.

Herr S. erzählt: „Ich habe seit vielen Jahren Beschwerden mit dem Rücken, mit der Wirbelsäule, und zwar hatte ich einen Bandscheibenvorfall an einer Stelle, wo man am wenigsten Chancen hat, erfolgreich zu operieren, an der L 4, L 5 in dem Bereich. Ich lag erst einmal parterre, nichts zu machen. Computer-Tomographie und Orthopäden und alles mögliche, nichts hat geholfen. Nur durch die Behandlung bei Herrn Bergmüller ist es jetzt wieder so geworden, dass ich mich schmerzfrei bewegen kann. Sie sehen, ich kann sitzen, ich kann Auto fahren, ich kann wieder gehen, die totale Schiefhaltung, das, was wir vorhin ansprachen, ist einfach weggegangen durch diese Behandlung, wo zu meiner Überraschung – oder vielleicht sollte ich auch nicht überrascht sein – der Schulmediziner sagte: das gibt es nicht, kann nicht möglich sein. Und eine regelmäßige Behandlung hier bei Herrn Bergmüller ist für mich eigentlich die Voraussetzung, wieder arbeiten zu können, meinem Beruf nachgehen zu können, mein Leben wieder genießen zu können. Zur Zeit komme ich zwei Mal in der Woche zu Herrn Bergmüller, **um meinen Zustand auf dem jetzigen Level zu halten oder vielleicht sogar noch zu verbessern".** So weit dieser Patient. Mit wenigen, einfachen Worten bringt er zum Ausdruck, was für einen Leidensweg er bereits gegangen war, bevor das Übel an der Wurzel gepackt werden konnte. Oft ist es der Zufall oder die Empfehlung eines anderen Patienten, dem ich bereits geholfen habe, der die schmerzgeplagten und teilweise erheblich in ihrer Bewegung und Leistungsfähigkeit eingeschränkten Menschen in meine Praxis führt.

Der Mann mit dem Holzbein

Herr L., der bis aus Frankfurt zur Behandlung gekommen war, erzählt seine Geschichte:

"Ich bin früher schon mal da gewesen, vor drei, vier Jahren. Ich hatte mit der Schulter zu tun, mein Arm war so beeinträchtigt, dass ich nicht mehr schreiben konnte. Dann habe ich mir eine Schreibmaschine gekauft, das hatte aber auch keinen Zweck. Dann wurde mir durch Bekannte geraten, die hier in der Nähe wohnen, zu Herrn Bergmüller zu gehen. Und der hat das also wunderbar wieder in Ordnung gebracht, ich konnte auch wieder, ohne zu zittern, Suppe essen. Dann fuhr ich wieder nach Hause. Inzwischen habe ich nun Beschwerden mit den Beinen. Ich kann nicht gehen, das heißt, der Schmerz sitzt hier oben, ganz hoch, geht in beide Beine und - **als ob ich ein Holzbein hätte.** Ich komme kaum noch weiter, es schmerzt auch. Also trotz Orthopädie, trotz Kur, trotz Massagen – es hat alles nichts genutzt. Und dann hab´ ich gedacht: so, und jetzt nix wie ab zu Herrn Bergmüller. Und dann bin ich von Frankfurt hier her gekommen. Und nach der zweiten Massage sagte er mir – ich hatte ihm gar nichts gesagt, was mir fehlt. Beschwerden wollte er gar nicht hören. Er hat massiert und hat mir dann ganz klar gesagt: Sie haben total blockierte Beine, die Muskeln im Rücken sind vollkommen verändert. **Wenn Sie morgens aufstehen, meinen Sie, Sie haben ein Holzbein** und der Oberschenkel wäre zu kurz. Und genau das war es auch. Ich bin morgens erst mal gewatschelt wie eine Ente. Und jetzt merke ich schon, nach sechs Massagen, die Besserung im rechten Bein ist schon spürbar, und im linken bin ich überzeugt, das kommt wieder in Ordnung. Also muss ich halt jetzt erst mal hier bleiben, drei, vier Wochen, drei Mal in der Woche. Na ja, er macht ja ziemlich tiefgreifende Griffe, aber die helfen".

Auf diese recht bemerkenswerte Krankengeschichte meinte einer der RTL-Leute: „Dann sind Sie offensichtlich von den Ärzten falsch beraten worden", worauf Herr L. entgegnete: „Ach Gott, was heißt falsch beraten worden. Sie haben es nicht erkannt. Ist ja auch nicht jeder...., wo gehen Sie denn hin? Der eine ist Internist, auch der Orthopäde hat es nicht erkannt, auch nicht der Kurarzt hat es erkannt. Was weiß ich. Ich bin glücklich, dass ich hier bin. Und überzeugt, wenn ich heimfahre, kann ich laufen".
Fünf Behandlungen später, also knapp 14 Tage nach der Fernsehaufzeichnung, fuhr Herr L. zurück nach Frankfurt – ohne Beschwerden.

Wie bereits gesagt: was sich hinter den oft nüchtern und sachlich klingenden Schilderungen der Patienten verbirgt, sind manchmal regelrechte Tragödien. Da können morgens die Schuhbänder nicht mehr selber geschnürt werden, man „watschelt" wie eine Ente, glaubt, einen Holzfuß zu haben, kann nicht mehr schreiben oder Auto fahren und hat das Gefühl, in den Ohren befänden sich Pfropfen.
Oft steht der Beruf auf dem Spiel, der Sport ist vielleicht nicht mehr möglich und die Lebensfreude geht verloren. Nicht wenige reden so-

gar von Selbstmord, wenn die Schmerzen gar nicht mehr auszuhalten sind und die Angst aufkommt, dass sie gar nicht mehr verschwinden.
Doch diese Angst kann ich – Gott sei Dank – so gut wie allen meinen Patienten nehmen. Nur durchhalten müssen sie. Die Behandlung ist natürlich – besonders am Anfang – mehr oder weniger schmerzhaft. Manchmal dauert es auch länger, bis sich die ersten Erfolge einstellen. Viele Patienten befinden sich tatsächlich in einem körperlich und meist auch seelisch bedauernswerten Zustand.
So wie Frau M. Sie erzählt:

„Pfropf im Ohr“

„Also ich hatte das Gefühl, dass ich taub werde. Also ich habe teilweise einen halben Tag fast überhaupt nichts mehr gehört, und wenn ich gelegen bin, habe ich gemerkt, dass das Gehör wieder kommt, und wenn ich mich aufgerichtet habe oder gestanden bin, dann war es immer schlechter. **Das war ein Gefühl, als wie wenn ich hier einen Pfropfen im Ohr hätte, also in beiden Ohren, und den möchte man sich rausreissen, und der geht aber nicht raus, weil nix drin ist.** Und ich war auch bei vielen Ärzten, und keiner konnte helfen, **und irgendwann taucht dann eben auf, dass ein Arzt sagt, das ist psychisch, das bildet man sich ein.** Und dann bin ich eben zum Herrn Bergmüller gekommen, dadurch, dass mein Mann schon öfters hier war. Der Herr Bergmüller hat mich dann behandelt, und ich muss sagen, das war eine sehr langwierige Angelegenheit. Also ich bin ein Jahr lang (!) drei Mal in der Woche beim Massieren da gewesen, und es waren wirklich Phasen dabei, da habe ich nicht daran geglaubt, dass mir der Herr Bergmüller helfen kann. **Und eines Tages stehe ich auf in der Frühe – und die Ohren waren wirklich offen!** Das war wirklich ein tolles Gefühl. Die erste Zeit waren sie bis Mittag offen, weil man ja auch was tut und sich bewegt und die Muskulatur wie-

der zu macht. Und dann, so im Laufe der Zeit, waren sie halt ganz offen. Und jetzt bin ich seit sechs Jahren regelmäßig beim Herrn Bergmüller in Behandlung. Es reicht mir ein Mal in der Woche, aber das brauche ich dringend, und ich kann also wirklich beschwerdefrei leben, kann Sport treiben, kann arbeiten, kann meine Familie versorgen, und das verdanke ich eigentlich nur dem Herrn Bergmüller".
Auch hier die Frage des RTL-Teams: „Wie hatten denn die Ärzte ursprünglich versucht, das Leiden zu heilen?". Frau M. fährt fort: „Ganz zuerst haben sie halt mal rein geschaut in die Ohren, weil es das gibt, dass so ein Pfropfen im Ohr steckt, den man durch eine Spülung raus bekommen kann. Aber das war bei mir nicht der Fall. Und, mei, das war es eigentlich schon. Dann haben sie eben gesagt, die Ohren selber – da fehlt nichts. Und dann ist halt irgendwo...., sucht man auch als Arzt eine Begründung, und die geht halt dann in den psychischen Bereich, dass man sich das einbildet vielleicht. **Und...., das war schon eine schlimme Zeit, weil ich dann auch selber mir manchmal gedacht habe, ich bilde mir das wirklich nur ein.** Aber wenn es da ist, kann man sich es ja nicht einbilden, oder man kann sich das nicht ausreden. Und dann wurde das eben immer schlimmer, dass ich teilweise das Gefühl hatte, ich kann meinen eigenen Kopf nicht mehr halten. **Also ich habe wirklich eine Zeit gehabt, da musste ich immer meinen Kopf mit den Händen stützen, weil ich das Gefühl hatte, ich kann ihn selber nicht mehr tragen.** Und das war eigentlich dadurch, weil einige Wirbel – es geht um zehntel Millimeter, was ich von Herrn Bergmüller weiß – und da die ganzen Nervenstränge da durchgehen, wenn sich irgend ein Nerv ein bißchen entzündet oder verklemmt, dann fangen massive Beschwerden an. Bei mir waren es halt die Ohren. **Ich habe nie Kopfweh gehabt, aber eben das Gefühl, man wird taub, man kann den Kopf nicht heben, und man kann natürlich sich vorstellen, kein normales Leben zu führen.** Man schleppt sich von der Couch in die Küche, damals waren die Kinder noch sehr klein – es war also schrecklich! Und – also ich verdanke dem Herrn Berg-

müller ein normales Leben, möchte ich mal sagen. **Ich hatte einen totalen Rundrücken (Buckel), der sich während der langen Behandlungszeit vollkommen aufrichtete. Ich bin jetzt zwei Zentimeter größer und gebe ein ganz anderes Erscheinungsbild ab, denn die Brust war ganz eingefallen. Ich laufe jetzt auch zwölf Kilometer die Woche und bin beschwerdefrei. Man hat mir gesagt, dass diese Aufrichtung medizinisch nicht mal bei einem Elfjährigen möglich ist".**
Auch dies ist eine sehr eindrucksvolle Leidensgeschichte, die – mit etwas weniger Glück – durchaus auch in der Psychiatrie hätte enden können, wobei ich natürlich nichts gegen diese Einrichtungen sagen möchte. Sie haben sicher ihren Sinn und Zweck.

Aber - und da bin ich mir sehr sicher - in vielen Fällen wird von Ärzten leider vorschnell die Diagnose „psychisch" oder „psychosomatisch" gestellt. Schnell ist man drin in dem Mechanismus von Psychopharmaka, Psychotherapien, stationären Aufenthalten und der damit oft verbundenen Diskriminierung und Ausgrenzung. Nicht wenige Menschen finden den Weg zurück in die Normalität überhaupt nicht mehr oder nur nach langer Zeit. Für die betroffenen Menschen sind das dann sehr einschneidende Erlebnisse, vor allem, wenn es nicht gelingt, die tatsächlich zutreffende Diagnose zu stellen. Dann ist eine Heilung meist ausgeschlossen. Gerade am Beispiel von Frau M. – sie war zum Zeitpunkt des Interviews Mitte Dreißig – wird eines deutlich:

Viele Ärzte suchen, wenn sie die eigentliche Ursache von Beschwerden nicht finden, nach einer Erklärung im psychischen Bereich - Differentialdiagnostik wäre gefragt - und übersehen dabei zum Beispiel die engen Zusammenhänge einer Fehlstatik des Bewegungsapparates mit psychischen Problemen. Gerade dadurch aber kommt es oft zu Nerven-Irritationen, die zu den unterschiedlichsten Symptomen bzw. Erkrankungen führen können, wie die nachfolgenden Erklärungstafeln zeigen.

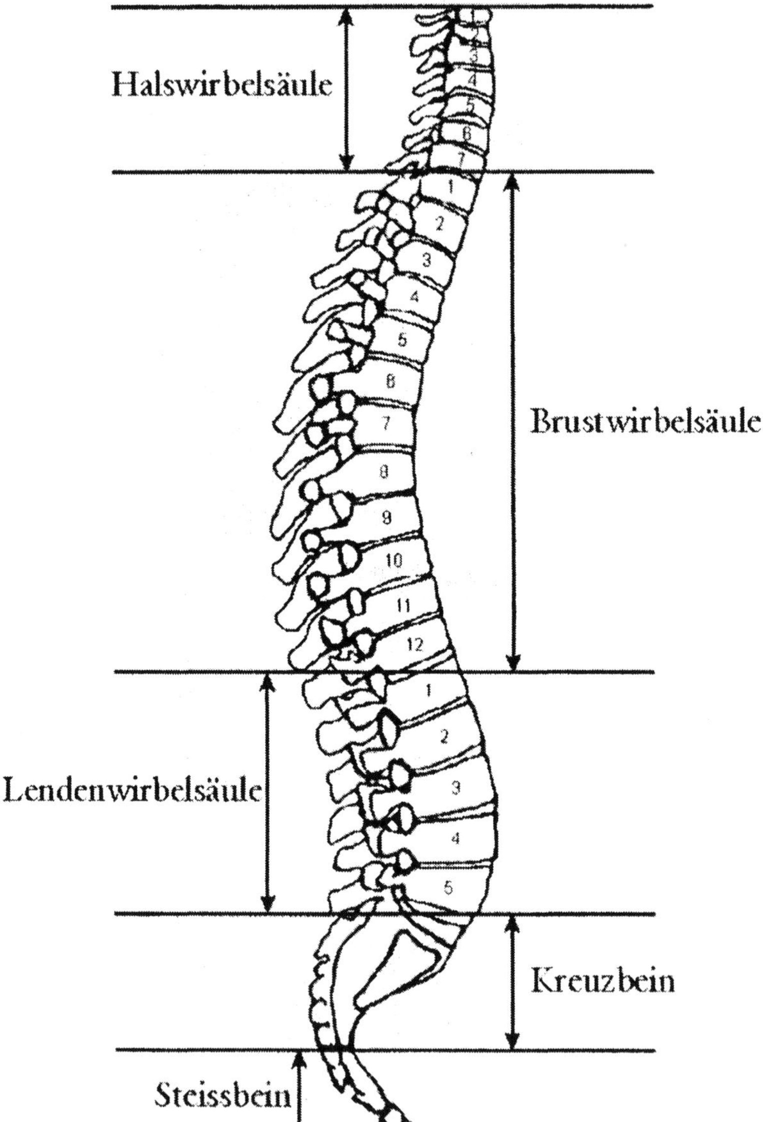
Halswirbelsäule
Brustwirbelsäule
Lendenwirbelsäule
Kreuzbein
Steissbein

Wirbel	Organgebiet	Mögliche Folgen
1. Halswirbel	Blutzufuhr zum Gehirn, Innen- und Mittelohr, Hypophyse	Kopfschmerzen, Schlaflosigkeit, psychische Beschwerden, hoher Blutdruck, Schwindel
2. Halswirbel	Augen, Gehörnerven, Nebenhöhlen	Sinusitis, Allergien, Augen- und Ohrenbeschwerden
3. Halswirbel	Zähne, Trigeminusnerv	Trigeminusneuralgie
4. Halswirbel	Nase, Lippen, Mund	Schwerhörigkeit
5. Halswirbel	Stimmbänder	Heiserkeit, Stimmbandentzündung
6. Halswirbel	Nacken, Schultern	Schmerzen im Nacken und Oberarm
7. Halswirbel	Schilddrüse, Schultergelenke	Schmerzen in den Schultern und Armen
1. Brustwirbel	Unterarme, Hände, Finger	Husten, Atembeschwerden, Schmerz in Unterarmen und Händen
2. Brustwirbel	Herz, Herzklappen und Kranzgefässe	Herzbeschwerden
3. Brustwirbel	Lunge, Bronchien, Brustkorb	Asthma, Bronchitis
4. Brustwirbel	Gallenblase	Gallenbeschwerden
5. Brustwirbel	Leber, Solar Plexus, Blut	Leberbeschwerden, Kreislaufstörungen, Arthritis
6. Brustwirbel	Magen	Magenbeschwerden, Sodbrennen
7. Brustwirbel	Bauchspeicheldrüse, Zwölffingerdarm	Diabetes
8. Brustwirbel	Milz, Zwerchfell	Immunschwäche
9. Brustwirbel	Nebennieren	Allergien
10. Brustwirbel	Nieren	Nierenbeschwerden, Müdigkeit
11. Brustwirbel	Harnwege	Ekzeme
12. Brustwirbel	Dünndarm, Lymphsystem	Rheumatismus, Blähungen
1. Lendenwirbel	Dickdarm, Leisten	Verstopfung
2. Lendenwirbel	Blinddarm, Leib, Oberschenkel	Krampfadern
3. Lendenwirbel	Eierstöcke, Hoden, Gebärmutter, Blase	Menstruationsbeschwerden
4. Lendenwirbel	Prostata, Ischiasnerv	Ischias, Hexenschuss
5. Lendenwirbel	Unterschenkel, Knöchel, Füße	Schlechte Durchblutung der Beine, Wadenkrämpfe
Kreuzbein	Hüftgelenke, Gesäß	Beschwerden im Kreuzbein- und Beckengebiet
Steissbein	Mastdarm, After	Hämorrhoiden, Steissbeinschmerzen

Ein weiteres Problem ist, dass Ärzte bei der Verschreibung von Massagen immer häufiger Schwierigkeiten durch die Kassen und die Kassenärztliche Vereinigung bekommen, und somit eher nach anderen Diagnosen gesucht wird, um Schwierigkeiten aus dem Weg zu gehen.

Vor fast 30 Jahren war ich der festen Überzeugung, dass sich in nächster Zeit **ein Denken entwickeln würde, das von der Bedeutung der Wirksamkeit vorbeugender Behandlung (also möglichst Erkrankungen zu verhindern) getragen wäre.**
Aber weit gefehlt! **Im Gegenteil zu meiner Erwartung hat sich die Verordnung von Massagen weiter verschlechtert (Ausnahme: Privatpatienten, wozu sicher auch die Damen und Herren Politiker gehören, in deren Schubladen die gesetzlichen Rahmenbedingungen für eine Verbesserung der Präventiv-Medizin bis heute schmoren).**

„Wie der Helmut Schön"

Herr B., ein Patient mit Hüftproblemen, schildert seinen Fall:
„Also ich bin wegen meiner Hüfte da und wegen meines Gesäßmuskels. Und zwar hat sich der Gesäßmuskel irgendwie verformt, dass Abnützungserscheinungen in der Hüfte da sind, und das hat dazu geführt, dass ich gerade noch zehn Minuten etwa spazierengehen konnte, danach musste ich wieder umkehren, und es war nichts mehr möglich. Ich kam mir schon wahnsinnig alt vor, Altenheimplatz und so schwebte mir schon vor. Da erzählte mir meine Frau von einem Nachbarn, der am Rücken operiert werden sollte und Dank einer Behandlung durch Herrn Bergmüller wieder quicklebendig war. Und dann habe ich mir gedacht, das versuchst du jetzt auch einmal und kam in die Behandlung. Die ersten paar Male war eigentlich noch nichts, aber dann ist es eigentlich immer besser geworden. Und jetzt bin ich schon so weit, nach etwa drei Jahren, jeden Montag habe ich meinen Fixtermin, dass ich wieder drei Stunden Schifahren kann und

zweieinhalb Stunden wandern – pro Tag! Das ist also eine ganz tolle Geschichte. **Und ich bin ja gegangen wie der Helmut Schön, wenn Sie den noch kennen, der ging immer so schräg weg vom Fußballfeld, und genau so diese Haltung habe ich auch gehabt, diese Stellung, damit einem ja nichts weh tut.** Und jetzt kann ich also schön gerade..., es ist also wunderbar! Und die Ärzte wollten mich also zum Operieren der Hüfte schicken. Und da bin ich eigentlich froh, dass mir da nichts passiert ist in der Richtung".

Auf die Frage des RTL-Reporters: „Was haben Ihnen die Ärzte empfohlen?" antwortete Herr B.: „Ja, da bin ich also seit etwa 25 Jahren wegen S-Rücken, Lumbago und so in Behandlung, und erst vor vier Jahren hat der erste gemerkt, der hat mich also einmal genauer untersucht, dass es weniger der Rücken ist, sondern dass die Hüfte nicht richtig ist, dass da was fehlt. Und das war auch ein Chiropraktiker, der hat also dann versucht, einzurenken und so, und das war also der erste, der das überhaupt richtig gemerkt hat, was da los ist. Und ansonsten war da eigentlich Fehlanzeige, kann man sagen, obwohl ich auf Kur war und viel massiert worden bin, aber das ist doch nicht die Art der Massage. **Ich selbst bin glücklicherweise privat versichert, da gibt es kaum Probleme, während meine Frau immer wieder nach sechs Massagen zum Arzt gehen muss.** Ich weiß nicht, wo da die Ersparnis sein soll, wenn sie immer wieder den Arzt konsultieren muss. Dann kriegt man wieder sechs Mal, wenn man Glück hat. **Früher hat man halt auch einmal zwölf Massagen verschrieben bekommen. Und jetzt soll´s ja noch schöner werden, was man so hört.** Das wird ja sicher eine große Ersparnis werden. Die prophylaktischen Dinge, wenn man die auf die Seite schiebt, und so eine Hüftoperation...., allein dieses Gelenk, dieses Metall, kostet über 10.000 Mark. Und dann noch die anderen Dinge drum herum. Und das neue Gelenk, was hätte das meinem Gesäßmuskel geholfen? Eigentlich gar nichts. Der wäre nach wie vor genau so da gewesen, genau so schlecht. Und dann wäre eben etwas anderes drangekommen, wenn´s nichts geholfen hätte".

Darauf der RTL-Reporter lakonisch: „Für 10.000 Mark, da geht man schon 200 Mal zum Massieren".

Dieser Patient – und auch der RTL-Mann – bringen mit einfachen Worten die gesundheitspolitische Problematik auf den Punkt. Vielleicht finden auch Sie, lieber Leser, sich in einem solchen Kreislauf von Inkompetenz, Arroganz, Gleichgültigkeit und Geschäftemacherei wieder. Unbestritten ist, dass deutsche Ärzte nach wie vor viel zu schnell zum Skalpell, zur Spritze oder zu Medikamenten greifen, ohne vorher schonendere, billigere **und vor allem effektivere Methoden versucht zu haben.** Und dazu gehört – das ist meine Überzeugung – sowohl die klassische Massage im Sinne der Prophylaxe und zur Behebung von leichteren Beschwerden als auch **MTM zur Ursachenbeseitigung.** Ebenso unbestritten ist auch, dass bei derart ausgeprägten Beschwerden mit tiefsitzenden Blockaden, wie sie der Patient beschrieben hat, Chiropraktik, Neuraltherapie, Akupunktur oder die klassische Massage kaum Wirkung zeigen, weil dadurch **die Ursachen nicht beseitigt werden.** Natürlich haben diese Therapien auch ihre Berechtigung. Sie können jedoch ihre volle Wirkung meist erst **in Verbindung mit MTM** erreichen.

Wie komplex das Zusammenspiel zwischen Muskulatur, Skelett und Organen funktioniert, soll durch ein Beispiel verdeutlicht werden:

Ein Maurer (Behandler) baut ein Gerüst (Wirbelsäule) auf, das er zur Stabilisierung mit Schrauben (Muskeln und Sehnen) befestigen will. Im Laufe der Zeit hat sich nun das Gerüst verschoben und soll gerade gerichtet werden. Es wäre doch unvernünftig von dem Maurer, ja gefährlich, wenn er hierfür nun an den Rohren (Wirbel und Gelenke) herumreißen würde. Vielmehr muss er die Schrauben (Muskeln) zunächst auf geeignete Weise (Massagen, sanfte Chiropraktik) lösen, um somit das Gerüst (Skelett/ siehe Abb.)

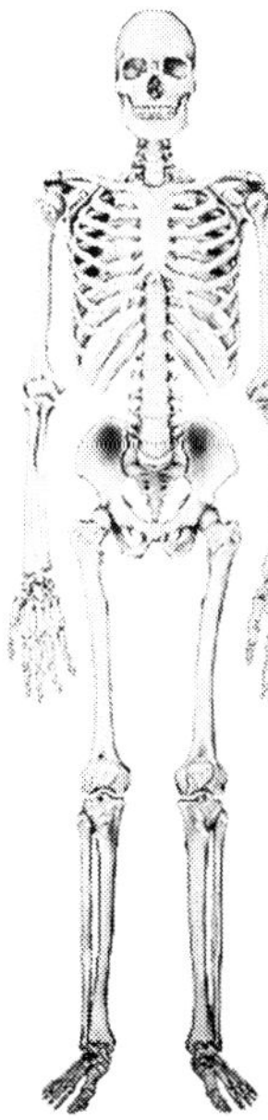

wieder in die richtige Position zu bringen. Anschließend müssen die Schrauben (Muskeln) wieder befestigt und gesichert werden (Gymnastik, Aufbau der Grundmuskulatur).

Die Schulmedizin steht noch heute vielfach auf dem Standpunkt, an dem aus der richtigen Position geratenen Gerüst mit der „Rohrzange" herumdoktern zu müssen. **Leider wird von vielen Ärzten, besonders Orthopäden, die Muskulatur noch immer als „Nebensache" angesehen. Anders ist es nicht erklärbar, dass heute wie vor 25 Jahren Massagen für Patienten nur unter großen Schwierigkeiten zu erhalten sind.** Es wird genau entgegen den Erkenntnissen von MTM behandelt. **Anstatt zuerst die Muskulatur mit geeigneten Massagen frei zu machen und dann aufzubauen, wird auf die blockierte Muskulatur Muskelaufbau betrieben, womit die Fehlhaltung und die damit verbundenen Fehlsteuerungen fixiert werden.** Bei alledem muss besonders klar diagnostiziert und abgegrenzt werden. Und dazu nehmen sich die meisten Ärzte leider keine Zeit. Die Frage stellt sich: warum nicht? Die Antwort ist einfach: weil diese Zeit nicht oder nur schlecht bezahlt wird, die erforderliche Ausbildung teilweise fehlt und bei vielen auch die Bereitschaft zum Umdenken über die Zusammenhänge von Ursache und Wirkung nicht oder kaum vorhanden ist. Die meisten glauben vermutlich noch immer, dass zum Beispiel Magenbeschwerden nur vom Magen oder Darm kommen können, und nicht auch von einer blockierten Rückenmuskulatur. **Und dass Rückenprobleme ihre Ursache sehr oft auch in einer zu schwachen Bauchmuskulatur haben können, halten viele Ärzte schlicht für unmöglich.**

Solche Patienten zur Krankengymnastik zu schicken, ist nicht nur sinnlos, sonder kann die Problematik sogar noch verstärken. **Und im ersten Falle werden dem armen Patienten manchmal jahrelang und meist erfolglos Medikamente verschrieben. Dass damit das gesamte Organsystem geschädigt wird, bleibt dabei unberücksichtigt.**

Wir befinden uns in einem Dilemma, aus dem wir **ohne den Mut zu radikalem Umdenken im Sinne der Einbeziehung des gesamten Menschen als Leidendem (Patient) sowie seiner Mitwirkung und Mitverantwortung vermutlich nicht so schnell herausfinden werden.**

KAPITEL IX

Bedeutung der Grundmuskulatur

Am Beispiel von Frau M., der Patientin mit dem vermeintlichen „Pfropf im Ohr", möchte ich auf die Wichtigkeit der Grundmuskulatur eingehen.
Die Ursachen ihrer Beschwerden lagen primär im Brust- und Halswirbel-Bereich, was sich sekundär darin äußerte, dass die Patientin

stundenweise nichts mehr gehört hat. Das hat sich relativ kurzfristig äusserst negativ auf die Psyche ausgewirkt, wobei Ängstlichkeit und depressive Zustände im Vordergrund standen. Die Ärzte sagten ihr, dass der Hörausfall psychisch bedingt sei. Als ich die Patientin zum ersten Mal gesehen habe, hatte sie eine totale Kyphose (Rundrücken), der erst nach einjähriger Behandlung besser geworden ist. Die Befunderhebung ergab, dass der Halswirbel-Bereich, insbesondere der zweite und dritte Halswirbel, vollkommen blockiert und fest waren. Die Patientin konnte sich überhaupt nicht richtig aufrichten. Ich habe ihr erklärt, dass die Wirbelsäule in dem genannten Bereich deformiert und ihre Grundmuskulatur auch im Schultergürtel viel zu schwach ausgebildet ist. Es waren extrem tiefliegende Blockaden von vier bis fünf Zentimetern vorhanden, die den Rundrücken verursachten. **Das hatte zur Folge, dass der Brustbein-Bereich total eingefallen war.** Wichtigste Aufgabe war zunächst, den Halswirbel und die Muskulatur im Bereich der Brustwirbelsäule zu lösen, um damit die Voraussetzungen für eine Veränderung bzw. Verbesserung zu schaffen.

In Verbindung mit Bewegungstherapie und Massagen kam es allmählich zu einer Aufrichtung der Brustwirbelsäule. Es dauerte fast ein Jahr, bis auch die Halswirbel im einzelnen frei und beweglich wurden. Ergebnis: **die Patientin, damals 35 Jahre alt, war nach Ende dieser Therapie um zwei Zentimeter größer – und ihre Hörprobleme waren verschwunden.**

Nach allgemeinem medizinischen Kenntnisstand ist selbst bei einem elfjährigen Kind eine solche Aufrichtung der Wirbelsäule nicht zu erreichen.

Unter dem Begriff „Grundmuskulatur" verstehe ich jene Muskulatur, die eigentlich bei jedem Menschen vorhanden sein müsste, um sein Skelett zu stützen und optimale Beweglichkeit zu ermöglichen.

Sie müsste unbedingt von Kindheit an durch spezielle gymnastische Übungen gezielt aufgebaut werden, damit sie stets dem mit wachsenden Knochenaufbau folgen und sich diesem anpassen kann (ähnlich wie im Hochleistungssport, **wie Judo, Ringen, Boxen etc.).**

Hier wird speziell für die Rückenmuskulatur sehr viel Kraft aufgewendet und viel trainiert. Tatsache aber ist, **dass fast jeder Mensch im gesamten Rückenbereich zu wenig Grundmuskulatur hat, was bei Belastung (Schule, Beruf, Streß) automatisch zu Blockaden führt.**
Bei einer einigermaßen gut aufgebauten Grundmuskulatur müßten im einzelnen folgende Übungen problemlos möglich sein:

1. Kniebeuge auf einem Bein

2. Auf dem Rücken liegend, bei angezogenen Beinen, Hände hinter dem Kopf verschränkt, langsam aufrichten

3. Mindestens 30 echte Liegestützen in allen Variationen

4. In Bauchlage Oberkörper aufrichten (in´s Hohlkreuz gehen), Arme nach vorn, und in maximaler Aufrichtung ca. 20 Sekunden diese Position halten

Wer diese vier Übungen ohne große Anstrengung schafft, kann von sich sagen, dass er eine gesunde Grundmuskulatur hat (siehe hierzu auch das Therapiekonzept „**Grundsätzliches zur Pflege der Muskulatur).**

Leider sieht es in der Wirklichkeit aber ganz anders aus, und nur die allerwenigsten Menschen sind dazu in der Lage. Weder im Kindergarten noch in den Grundschulen oder weiterführenden Schulen (Berufsschulen, Gymnasien) wird etwas für den Grundaufbau der Muskulatur getan.

Am Arbeitsplatz ist diese Situation noch schlimmer. Grund: kein Arbeitnehmer ist im muskulösen Bereich für seinen Beruf vorbereitet, so dass sich die aus der Schulzeit erworbenen Mängel (insbesondere Blockaden) weiter fortsetzen und verstärken.

Leitsatz: Sport ist nicht Gymnastik! Sport ist nur dann der Gesundheit förderlich, wenn der Körper vorher gymnastisch aufgebaut wurde. **Sport sollte die Belohnung sein für die „Schinderei" mit der Gymnastik.**

KAPITEL X

Muskulatur und Psyche

Dass Körper und Geist eine untrennbare Einheit bilden, ist bekannt, wenn auch die gegenseitigen Wechselwirkungen nicht immer sofort sichtbar sind. Schon zu früheren Zeiten hat der Volksmund mit Sprichwörtern darauf hingewiesen, wie: „**Das geht mir an die Nieren", oder „da ist dir wohl eine Laus über die Leber gelaufen" usw. Manche Probleme „machen" Kopfschmerzen, Sorgen „schlagen auf den Magen" oder man ist durch Streß „geladen wie eine Rakete".**

In vielen Fällen kommt selbst der erfahrenste Therapeut nicht hinter das Geheimnis, was nun eigentlich ursächlich für die Beschwerden seines Patienten ist: eine psychische Ausnahmesituation, die über die Spannungsübertragung der Muskeln auf die Skelettmuskulatur deformierend wirkt, oder eine vielleicht angeborene Fehlhaltung (z. B. Hüft-Dysplasie), die durch die Reaktionen der Umwelt (z. B. Spott unter Kindern, aber auch durch Erwachsene) zu seelischen Spannungen führt, die sich wiederum auf den Körper rück -übertragen. Der Kreislauf ist geschlossen. Letztlich kommt es aber darauf nicht an. Wichtig ist, **beide Situationen** zu bereinigen. **Nach meiner Erfahrung können**

viele seelische Spannungszustände - zum Beispiel Angst, Wut, Schreck - über die Freimachung der damit automatisch (autonom) verbundenen blockierten Muskulatur zum größten Teil gelöst werden. Ein vollkommen entspannter Mensch kann nicht wütend oder ängstlich sein, ebensowenig wie ein zorniger oder angsterfüllter Mensch vollkommen entspannt sein kann.

Eine meiner Patientinnen erzählte, **sie hätte Depressionen und teilweise sogar Todesangst. Auch könnte sie nicht mehr unter vielen Menschen oder in engen Räumen (z. B. Aufzug) sein.** Diese Zustände sind unter dem Begriff „Klaustrophobie" bekannt. Vorher war sie erfolglos in psychiatrischer Behandlung. **Nach der fünften oder sechsten Therapie mit MTM sagte sie mir, sie wäre heute mit dem Auto hier, worauf ich sie fragte, was daran so besonderes sei. Daraufhin erzählte sie mir folgende Begebenheit:**

„Vor etwa zwei Jahren stand ich in Rosenheim mit dem Auto vor einer Ampel. Plötzlich bekam ich einen Angstanfall (Panikattacke), stieg aus dem Auto und rannte davon. Das Auto ließ ich einfach stehen. Seither bin ich bis heute nicht mehr mit dem Auto gefahren, weil ich es mir nicht mehr zugetraut habe". Nun verstand ich ihre Freude darüber, dass sie zum ersten Male seit zwei Jahren wieder selber Auto fahren konnte.
Niemand wird bestreiten, dass sich körperliche Beeinträchtigungen – insbesondere Schmerzen – mehr oder weniger stark auf den psychischen Zustand eines Menschen auswirken. Demgegenüber haben Untersuchungen gezeigt, dass selbst stärkste Schmerzen nachlassen, wenn es gelingt, sich in einen absoluten Entspannungszustand zu versetzen (Beispiel: Hypnose oder Autosuggestion). **Nach meiner Erfahrung ist der totale Entspannungszustand nur möglich, wenn die gesamte Muskulatur bis in die Tiefe frei ist, weil dann die Impulsübertragung (z. B. Schmerz) zur Psyche weitgehend unterbrochen ist.**

Im Umkehrschluß ist es nicht möglich, im muskulär total entspannten Zustand eine psychische Blockade herbeizuführen. **Das bedeutet: wenn die Muskulatur in der Tiefe blockiert ist, kommt automatisch die (negative) Verbindung zur Psyche zustande.** Viele Menschen befinden sich auf diese Weise geradezu in einem Teufelskreis: **muskuläre Blockaden verursachen Schmerzzustände, die sich auf die Psyche belastend auswirken, und der angeschlagene psychische Zustand wiederum wirkt sich blockierend auf die Muskulatur aus.**

Dem kann man nur durch die Lösung der tiefliegenden Muskelblokkaden entgegenwirken. Leider werden diese Zusammenhänge von vielen Behandlern nicht erkannt, und sie behandeln solche Patienten vorwiegend mit spannungslösenden Medikamenten (Psychopharmaka), die lediglich eine vorübergehende Entspannung bewirken, fast immer aber eine Dosis-Erhöhung erfordern und schließlich in die Abhängigkeit (Sucht) führen. **Die Ursache, also die tiefliegenden Muskelblockaden, wird dadurch nicht beseitigt. Es ist fast unglaublich, dass bei so genannten psychisch kranken Menschen eine derart schmerzhafte Behandlung, wie sie die MTM darstellt, oft schon nach wenigen Behandlungen zum Erfolg führt, wohingegen sich nach allgemeiner Auffassung die Beschwerden durch die extreme Nervenreizung, die bei der Behandlung entsteht, eigentlich noch verschlimmern müssten. Doch genau das Gegenteil ist der Fall. Das zu erkennen – und entgegen aller damals geltenden Lehrmeinungen zu praktizieren – war für mich der Schlüssel zum Verständnis der Wirkung von MTM.**

Fast jeder Mensch, der schon einmal in einer engen Röhre (zum Beispiel als Kind beim Spielen oder auch bei einer Computer-Tomographie) oder in einem kleinen Raum (Aufzug) eingeschlossen war, wird bestätigen, dass dadurch mehr oder weniger große Ängste aufkommen. **Man hat Angst, erdrückt oder eingesperrt zu werden.** Ähnlich ist es, wenn der betroffene Mensch eine tiefe Blockade der Rückenmuskulatur (von mehr als 40 bis 50 %) hat. **Dadurch entsteht quasi eine „Raumverkleinerung" innerhalb des Körpers, die Angst entstehen lässt** – die Psyche ist bereits vollständig beteiligt. **Wird nun diese Muskulatur frei gemacht**, ist die Verbindung, d. h. Leitung zur Psyche insofern unterbunden, als fast keine Reaktionen in Form von Angst, Depressionen usw. erfolgen.

Im Umkehrschluß verhält es sich dann so, dass psychische Vorgänge, wie z. B. Aufregung, Angst, Verstimmungen, Sorgen etc. die Muskulatur nicht in der Tiefe, sondern nur oberflächlich verspannen und relativ einfach behoben werden können (z. B. durch leichte Massagen). Leider wird in solchen Situationen die Notwendigkeit dafür von den meisten Ärzten nicht gesehen – und der Patient bekommt keine Massagen verschrieben.

Entstehung tiefliegender Muskelblockaden

Manchmal dauert es Jahre, bis eine totale Tiefenblockade entstanden ist, vergleichbar mit der Aufladung einer Batterie, die auch eine bestimmte Zeit benötigt, bis sie voll ist. Bei Einwirkung von Feuchtigkeit, Wetterumschwung, Kälte, Zug, Schweiß, Überlastung (z. B. durch falsches Heben, siehe Abb.)

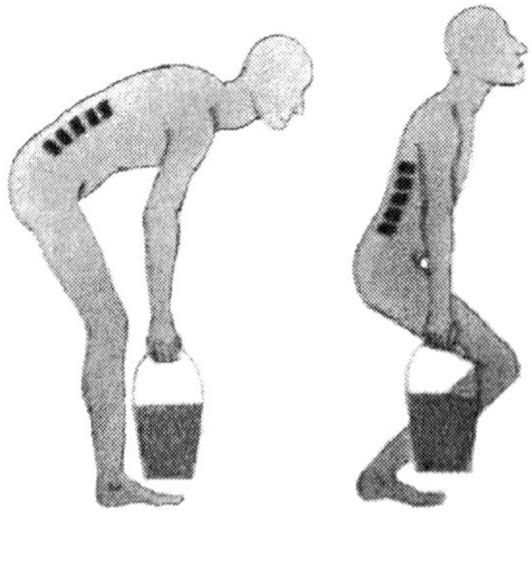

usw., blockiert die an sich freie Muskulatur zu etwa 5 Prozent in der Tiefe. **Wird sie in diesem Zustand nicht umgehend frei gemacht (durch Massage), bleibt diese Verspannung bestehen.** In diesem Zustand erfolgt nun eine weitere Belastung, wie z. B. durch berufliche Tätigkeit, Freizeit, Sport, Bergtouren etc., wodurch die vorhandene fünf-prozentige Blockade um weitere fünf bis zehn Prozent aufgebaut wird. **Die Muskulatur „verkeilt“ immer mehr ineinander, bis der Blockadebereich von etwa 40 bis 50 Prozent erreicht ist (was bei jedem Menschen unterschiedlich ist, Ausnahmen bestätigen die Regel).** Aus meiner Erfahrung kann ich sagen, dass sich der Durchschnittsmensch ständig in einem Muskeltonus knapp unter dem Beschwerdebereich (Schmerzgrenze) befindet.

Weil diesen Muskelzustand rund 95 Prozent der Menschen haben, wird er als der Normalzustand sowohl von den betroffenen Menschen selbst, als auch von den Medizinern angesehen. Das führt zu der grotesken Annahme, dass eine vollkommen freie Muskulatur eigentlich der „abnorme“ Zustand ist, weil es sie fast nicht gibt. Um so mehr bestaunen wir sie bei Artisten und Spitzensportlern. Trotz nahezu täglicher Gymnastik und regelmäßigen Massagen befinde ich mich auch nicht immer in diesem vollkommen gelösten Zustand - frei wie ein Vogel.

KAPITEL XI

Wettereinwirkung, Psyche und Muskulatur

In dem labilen Zustand einer ca. 40 bis 50prozentigen Muskelblokkade spielt nun das Wetter sowie der psychische Zustand eine oft ausschlaggebende Rolle. Bei einer plötzlichen Wetterveränderung (Luftdruck, Feuchtigkeit, Temperatur) oder psychischen Ereignissen (Aufregung, Streß) reagiert nun der Körper mit weiteren zehn bis zwanzig Prozent Blockade, so dass der Beschwerdebereich (Schmerzen, Bewegungseinschränkung) erreicht ist. **Schlägt das Wetter wieder um oder der psychische Zustand verändert sich (Aufregung oder Streß gehen vorüber), reduziert sich der Blockadeanteil der Muskulatur wieder auf 40 bis 50 Prozent, so dass schlagartig eine subjektiv empfundene Beschwerdefreiheit eintreten kann.** Darum ist es auch so, dass der Bewegungsapparat im Sommer viel besser funktioniert und auch weniger Beschwerden auftreten. **Jeder kennt den Begriff der „Wetterfühligkeit", welche die Arztpraxen überquellen läßt. Wenn es gelingen würde, durch regelmäßige Behandlungen (Massagen) die Muskulatur auf einem Spannungszustand von ca. 20 Prozent zu halten, würden muskulär bedingte Beschwerden (Schmerzen, Bewegungseinschränkungen, Bandscheibenvorfälle, Gelenk- und witterungsbedingte Beschwerden, wie z. B. Kopfschmerzen) fast nicht auftreten.** Auch der Anteil der psychischen Beschwerden würde stark reduziert, davon bin ich überzeugt. **Nach meiner Erkenntnis trifft es nicht zu, wie bei der Fachtagung „Volkskrankheit Rückenschmerz" in der Orthopädischen Universitätsklinik in Mainz am 24. Januar 2001 von Oberarzt Per Eysel dargelegt wurde, dass Rückenschmerzen während der Urlaubsmonate Juli/August um etwa 20 Prozent zurückgehen, weil die Patienten scheinbar Kompetenz im Umgang mit ihrer Erkrankung haben.**

Nach meiner Erfahrung ist es vielmehr so, dass durch konstante Wärme – was ja im Sommer meist der Fall ist – die Muskulatur regenerieren kann und darum 10 bis 20 Prozent der Verspannung weggenommen werden. **Dadurch gelangt die Muskulatur in einen geringeren Spannungszustand, mit dem man relativ beschwerdefrei leben kann.** Für die Muskulatur wären ca. 25 Grad Umgebungstemperatur ideal. Darum gibt es in Ländern mit konstant warmem Klima und geringer Luftfeuchtigkeit (z. B. mediterrane Gegenden) kaum Beschwerden mit dem Bewegungsapparat.

An dieser Stelle auch ein paar Sätze zum Thema Sex, das nach meiner Kenntnis in kaum einem Fachbuch über Beschwerden bzw. Behandlungen des Bewegungsapparates zu finden ist. Dabei spielt die „schönste Nebensache der Welt" gerade in diesem Bereich eine sehr wichtige Rolle. Zum einen durch die damit verbundenen Bewegungen selbst, durch die es nicht selten zu orthopädischen Problemen kommt (z. B. Verrenkungen, Fehlstatik mit Muskelblockaden, Wirbel- und Hüftbein-Verschiebungen usw.). Zum anderen durch die Begleitumstände, wie z. B. Schwitzen und die anschließende Abkühlung, vielfach durch Luftzug, wodurch die Muskulatur trotz der vorübergehend verbesserten Durchblutung in einen Kälte bedingten Verspannungszustand geraten kann. Wenn mich meine Patienten nach möglichen Ursachen ihrer Beschwerden, die oft „über Nacht" entstehen, fragen, dann muss ich sie natürlich auch auf diese Zusammenhänge hinweisen.

Eine Psychiaterin berichtet

Eines Tages kam eine 40jährige Patientin zu mir in die Praxis und berichtete von jahrelangen Angst- und Depressionszuständen sowie Migräne-Anfällen. Nach mehreren Behandlungen mit MTM besserten sich die Beschwerden merklich und sie erzählte mir, dass sie in einer Psychosomatischen Klinik als Psychiaterin tätig sei. **Als besonders belastend empfand sie die Tatsache, dass sie Patienten behandeln müsse, die ähnliche Symptome haben würden wie sie auch, was sie ihren Patienten jedoch nicht mitteilen könne.**

Als ich ihr erklärte, dass ihre Beschwerden auf der Basis sehr tief liegender Muskelblockaden entstanden waren, **konnte sie es nicht begreifen, dass die Schulmedizin so weit von der Realität entfernt sein sollte.**

Die Patientin konnte nach relativ kurzer Behandlungsdauer als beschwerdefrei entlassen werden. Ich habe nie wieder etwas von ihr gehört ...

Was und wie wurde behandelt?

Freimachung der Blockaden im Brust-, Lenden-, Hüft- und Nackenbereich sowie der vorderen Hals- und Kaumuskulatur des Kiefers.

Diese besonderen Blockaden können im übrigen sehr oft auch Zahn- und Kiefergelenksschmerzen sowie Gesichts-Neuralgien (Trigeminus-Neuralgie) auslösen. Es kann, so merkwürdig sich das vielleicht anhört, sogar durch Kiefer-Fehlstellungen zu Beinlängen-Differenzen kommen. In den USA sind diese Zusammenhänge bereits seit über 20 Jahren bekannt und haben Eingang in die entsprechende Behandlung bei Sprachschwierigkeiten gefunden (z. B. bei Schauspielern und Sängern, die Probleme mit dem Sprechen und Singen haben). Gleichzeitig können durch solche Kiefer-Veränderungen mit Fehlstatiken im gesamten Skelettbereich Schmerzen in den verschiedensten Bereichen verursacht werden.

Blockaden im Hals-/Nackenbereich können psychische Symptome sowie Ohren- und Schädelschmerzen, Schwindel, Sehstörungen, Augentränen, Nebenhöhlen-Vereiterungen u. a. auslösen. Aber auch durch Weisheitszähne, die noch nicht einmal vereitert sein müssen, kann das passieren. Ich habe der Psychiaterin vorgeschlagen, über dieses Thema in ihrer Klinik zu referieren, aber – wie gesagt – ich habe nie wieder etwas von ihr gehört.

Stottern beseitigt

Folgendes Schreiben hat mir der Vater eines siebenjährigen Buben geschickt:

brachte. **Die Befunderhebung erga**
ten Rücken, was nach meiner Erfal
alten Menschen der Fall ist. Ich b
und schon nach wenigen Sitzung
verschwunden, so dass die Frau w
Hause fuhr.

Ein Wunder? Keinesfalls, denn ähn
unzählige. Die Erklärung der Zusar
sten Blick unglaublichen Erfolg ist
lösung der Blockaden in der Rücke
delzustände und die körperliche Sc
Leben schwer machten, so dass s
wollte.

Durch die Auflösung der Blockade
sehr wahrscheinlich der gesamte E
chinesischen Lehre mit Yin und Yan
vermutlich auch die Verbindung zu
zustande, so dass es zu einer Ener
kommt.
Die Zusammenhänge zwischen Ps
zu trennen.

Auf welche Weise der Körper sich
lierungs- bzw. Selbstheilungs-Mech
Beispiel. Ich war zu Besuch bei ei
die über die Methode MTM gut inf
Patientin zur Behandlung, die unter
und schon längere Zeit erfolglos th
Vorschlag, diese Patientin zu massi
sache im Hals- und Brustwirbelbere

Migräne befreit hat
Geschichte ihrer kl
logischen Klinik ha
Gehirnströme nicht
gische Ausfälle bzw
die Ärzte, Zeit sein
reden können und
müssen. Wahrlich
dass ich noch nie ei
fahrung habe, ob m
lung überhaupt dur
reits bei geringstem
kommen würde. D
schließlich überrede

2. Bei der Befunderh
total blockiert und
säule waren vollko
nicht richtig halten,

Bei der ersten Beha
ging dann allmählic
darauf gefaßt, dass d
– Fehlanzeige! **Was**
Schmerzenslaut von
cherweise funktioni
für, was ihnen hilft,
Ich hätte nie gegla
durchführen könnte,
dung, bei einem so
beiten. Ich behandel
anschließender Fang

„Mein Sohn Alexander hatte einen Sprachfehler, er stotterte. Eine ärztliche und auch eine psychologische Behandlung waren ohne Erfolg. Erst durch die gezielt angewandten Massagen durch Herrn Bergmüller konnte das Stottern vollkommen behoben werden. Alexander spricht jetzt einwandfrei. Ich sage Herrn Bergmüller herzlichen Dank. Grießstätt, den 1. 4. 85. gez. B."

Anmerkung: Als Alexander sechs Wochen vor Schulbeginn zu mir in die Behandlung kam, sollte er in eine Sonderschule komme.
Dies blieb ihm erspart, denn er konnte ganz normal eingeschult werden.

Was und wie wurde behandelt?

Der Junge hatte einen blockierten Rücken und Verschiebungen der Hals- und Brustwirbelsäule. **Die Muskulatur wurde mit MTM, BWT (Bewegungstherapie) und Fango freigemacht.** Dadurch rutschten die Wirbel von selbst in die normale Position zurück. Das war alles.

Der Fall Markus

Der zehnjährige Markus kam mit Kopfschmerzen, HWS (Halswirbelsäulen)- und Rückenbeschwerden sowie Konzentrationsstörungen in meine Behandlung. **Nach Aussage seiner Mutter war er oft weinerlich oder aggressiv. In der Schule und zu Hause konnte er mündlich zwar richtig rechnen, schrieb aber alle Zahlen durcheinander bzw. verkehrt herum auf. Sätze konnte er durchaus richtig aussprechen,** die Worte jedoch nicht entsprechend aufschreiben. Er litt sehr darunter, dass er seine Aufgaben richtig machen wollte, es aber bei aller Anstrengung nicht konnte. Es musste ein Martyrium für den Buben gewesen sein.

Die Befunderhe
ckade, Verschie
Beckenabkippu
längerung. Zud
lich. Dadurch k
Mitursache: wal
tes Sitzen in der

Was und wie w

Nach der mehr
– es dauerte de
handeln kann w
schwunden. Sei
mit Massage/Fa
delt. **Auf die Fr**
verspannt, sagte
hier wird wiede
wirkung zwisch
lange Behandlu
kann, chronisch

Es wäre fatal für
die wöchentlich
cherheit nicht se
hervortreten wü
am effektivsten a

1. Vorgeschicht
Tante, einer Kra

streckung des Beines nicht mehr m
Patienten der Fall.

Mit gezielter MTM und anschließ
Rücken, die Hüfte und den Obersc
kelblockaden und Bewegungsther
Endstreckung gebracht. Nach me
Hüfte mit sanfter Chiropraktik eing
gleich langen Beinen führte. Damit
Patientin war beschwerdefrei.

Viele Kniebeschwerden kommen a
bung vor. Auch eine Streckschwä
nicht selten verantwortlich, und so
matik sehr oft betroffen.

Ein sicher sehr guter Nebeneffekt a
von MTM, ist die Erhöhung der p
Das habe ich immer wieder festste

Beispiel:

Eine meiner Patientinnen erzählte
kenhaus war und unter einem ext
delanfällen litt. Auch hatte sie kein
chungen blieben aber ohne Befun
überzeugt, dass ihre Mutter, so wie
vermutete, dass die Ursache der i
schen und psychischen Kraft mög
sein würde und empfahl der Toch
Krankenhausbesuch doch einmal d
gebnis war, dass sie wenig später

meiner Praxis ist das jedoch nicht ein einziges Mal passiert. Eine Eigenbehandlung, wie sie Dr. Bauermeister in seinem Buch teilweise erklärt, ist allerdings nur mit Vorsicht durchzuführen, da es bei unsachgemäßer Durchführung zu Komplikationen bzw. Verschlechterungen des Zustandes kommen kann.
Erst recht kann man sich demzufolge offenbar nicht vorstellen, dass die MTM beim alten Menschen, der teilweise schon fast keine Muskulatur mehr hat, zum Erfolg führen kann. Ein schwerwiegender Irrtum zu Lasten des alten Menschen.

Kinderbehandlung:

Nicht nur Erwachsene, sondern auch Kinder können von einer Hüftbeinverschiebung betroffen sein. Grund: teilweise zu viel und unangemessener Sport, Überbelastung durch falsches Sitzen in der Schule sowie ungenügende Grundmuskulatur. Im übrigen werden Kinder unter Berücksichtigung ihres noch im Wachstum begriffenen Bewegungsapparates genau so behandelt wie Erwachsene.

Hallux valgus und seine erfolgreiche Behandlung

Mit dieser Erkrankungsart hatte ich bisher nur relativ wenig Erfahrung, da ich mir zunächst nicht vorstellen konnte, erfolgreich behandeln zu können. Das hat sich inzwischen geändert, und das Thema erscheint mir so wichtig, dass ich auch darauf kurz eingehen möchte.
Beim Hallux valgus handelt es sich um die so genannte Hammerzehe (Großzehe im Großzehengrundgelenk nach der Kleinzehenseite hin, also nach innen gewölbt), bzw. die Abknickung der Großzehe im Grundgelenk in Richtung des anderen Fußes. Ursache: Belastungsdeformität, begünstigt durch enge, spitze Schuhe, fast immer bei Spreizfuß. Die Schulmedizin empfiehlt in den meisten Fällen eine operative Maßnahme mit Zweidrittelresektion (Entfernung) des Grundgliedes

(also ein sehr eingreifender Vorgang!). Die Erfolge hingegen sind eher bescheiden und liegen bei etwa 60 Prozent. Der Patient muß wochenlang extreme Schmerzen aushalten.
Im Rahmen meiner Behandlungsmethode nach **MTM** konnte ich in der jüngeren Vergangenheit einige Patienten erfolgreich therapieren, ohne daß es bisher zu Rückfällen gekommen wäre. Ein Beispiel soll das verdeutlichen:
Während einer Rückenbehandlung fragte mich eine Patientin, ob ich bei ihren deformierten Zehen „auch etwas machen könne". Der zweite Zehen war bereits über den großen Zehen gewachsen. „Eigentlich soll ich ja operiert werden, weil mir das große Probleme macht und ich starke Schmerzen habe", sagte mir die Patientin. Intuitiv behandelte ich mit der Fingerkuppe drei Punkte an der Fußsohle unterhalb der großen und den anschließenden Zehen. Die Behandlung dauerte nicht länger als 50 Sekunden. Was soll ich sagen: fast schlagartig ging der darüberliegende große Zehe in seine Normalposition zurück. Eigentlich ist das unvorstellbar, benötigt man dazu im allgemeinen doch eine relativ schwerwiegende Operation. Gleichzeitig wurden bei dieser Patientin die Beschwerden um ca. 80 Prozent gelindert, die Schmerzen waren fast vollständig beseitigt. Nach weiteren vier Behandlungen befanden sich alle Zehen wieder im Normalbereich und die Patientin war vollkommen schmerz- und beschwerdefrei. Den Operationstermin hat sie natürlich abgesagt.
Mittlerweile habe ich etwa zehn Patientinnen – es scheint sich um eine ausgesprochene „Frauenkrankheit" zu handeln – mit meiner Methode behandelt. Die Erfolgsrate liegt bei 100 Prozent.

Schade, dass das gesetzliche Werbeverbot mich daran hindert, mehr Geplagten bei ihrem Hallux-valgus-Problem zu helfen, und so kommen zu mir nur Patienten, die durch Mundreklame auf mich aufmerksam wurden oder direkt bei der Behandlung eines anderen Leidens davon erfahren.

Die Übungen umfassen:

1. **Beinübungen**
2. **Schulter-Arm-Rücken-Übungen**
3. **Hals-Nacken-Übungen**
4. **Bauchmuskel-Übungen**
5. **Spezielle Bein-Rücken-Stärkung (Hocke-Sitzen)**

Mit diesen Übungen wird der Körper in seiner Gesamtheit optimal trainiert. Die Anzahl der Übungen kann - je nach Leistungsfähigkeit und -bestreben - langsam gesteigert werden, damit sich die Muskulatur immer wieder regenerieren kann. Wenn richtig trainiert wurde, dürfen am darauffolgenden Tag weder Muskelkater noch Anspannungsschmerz auftreten.

Leitsatz: Lieber am Anfang weniger üben als zu viel!

Gut Trainierte können diese Übungen jeden Tag durchführen, sollten sich dann aber regelmäßig (ein Mal wöchentlich) massieren lassen, um die Muskulatur im Gleichmaß zu halten.

Mit diesen Übungen wird gleichzeitig auch die Becken-, Bauch-, Gesäß- und Lendenmuskulatur mit trainiert. Das reicht für den normal belasteten „Durchschnittsmenschen“ vollkommen aus.

Am besten können die Übungen auf glattem Holz- oder Fliesenboden ausgeführt werden, da man darauf mit Socken gut rutschen kann, was teilweise Voraussetzung ist. Allerdings darauf achten, dass man nicht ungewollt ausrutscht!

1. Bein-Übungen

Dauer: ungefähr 1,5 Minuten
Hilfsmittel: Waschbecken, Kommode oder Tisch (wie im Nachfolgenden verwendet).

Ausgangsstellung: (gilt auch für alle weiteren Übungen im Stehen)

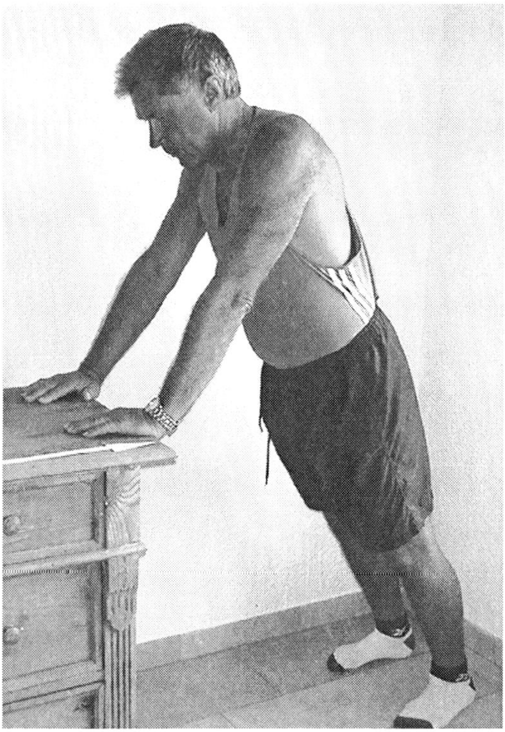

Etwa 40 bis 60 cm vor den Tisch hinstellen, Beine in Schulterbreite leicht gegrätscht, Hände mit den Fingerspitzen nach vorn auf den Tischrand legen (festhalten).

1.1 Übung (siehe Abb.)

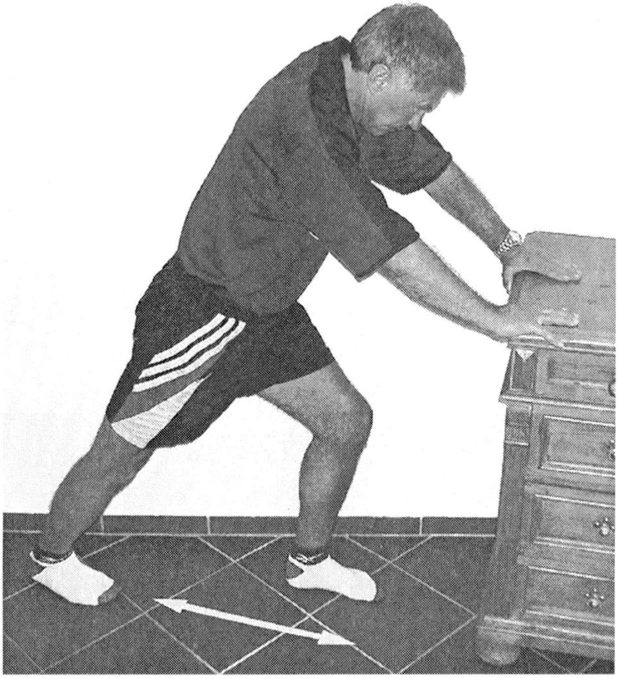

Das rechte Bein gestreckt **nach hinten** schieben, **wobei die ganze Fußsohle mit Druck auf dem Untergrund** bleiben muss. **Übung durchführen, bis ein leichtes Ziehen in der Wade zu spüren ist.** Dann das Bein auf die gleiche Weise **nach vorn** ziehen. **Vier Wiederholungen,** dann sinngemäß das linke Bein trainieren.
Zu Beginn der Übungen nicht zu viel Druck auf die Fußsohle geben, damit es nicht zur Überlastung kommt.

Die besten Ergebnisse werden erzielt, wenn die Übungen langsam aufgebaut werden.

1.2 Übung (siehe Abb.)

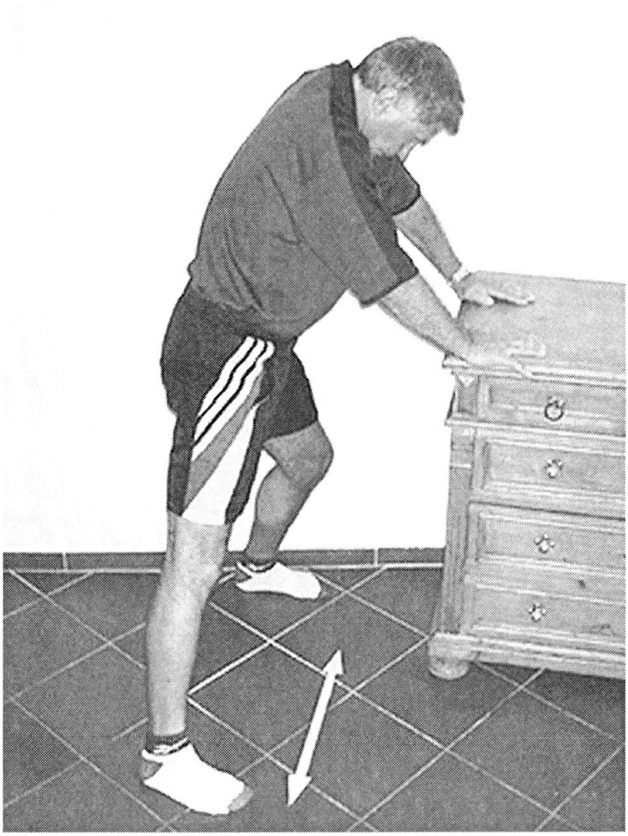

Ausgangsstellung einnehmen, rechtes Bein ca. 50 cm mit Druck auf den Untergrund **nach außen** schieben und wieder zurück ziehen. Vier Wiederholungen, dann sinngemäß das linke Bein trainieren.

1.3 Übung (siehe Abb.)

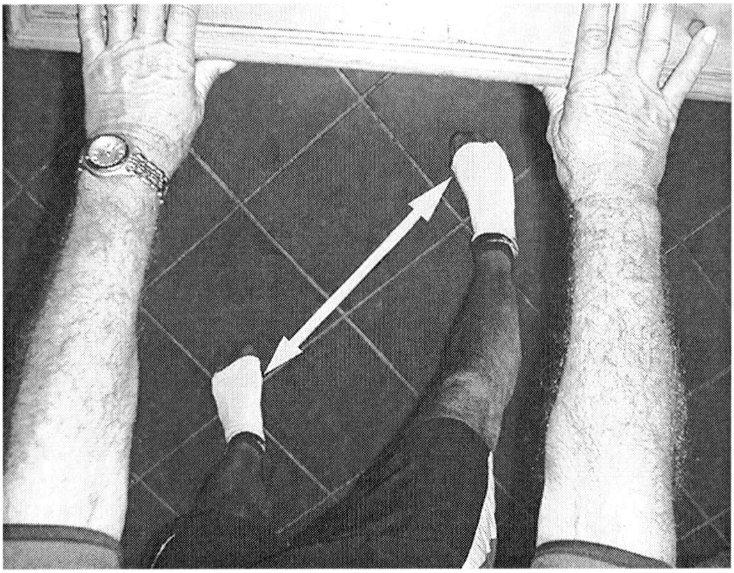

Ausgangsstellung einnehmen, rechtes Bein ca. 30 bis 40 cm annähernd gestreckt **nach vorn schieben**, und jetzt den Fuß **nach innen drehen** und das **Bein in Richtung der Zehe des anderen Fußes heranziehen** (dabei Druck auf die Fußsohle ausüben). Dann das Bein wieder in der gleichen Fußstellung nach vorn schieben. Vier Wiederholungen, dann sinngemäß die gleiche Übung mit dem linken Bein durchführen.

1.4 Übung (siehe Abb.)

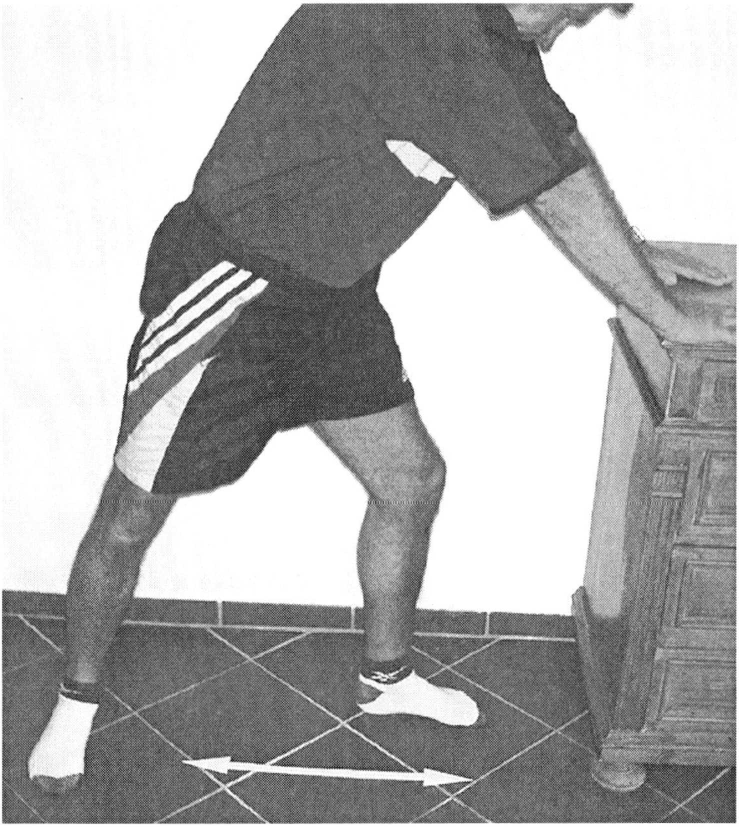

Ausgangsstellung einnehmen, rechtes Bein auf der Fußsohle **so weit wie möglich nach außen** (wenn möglich bis zum 90°-Winkel) **drehen** und in dieser Stellung **das Bein mit Druck auf die Fußsohle so weit wie möglich nach hinten schieben** und wieder **nach vorn heranziehen.** Vier Wiederholungen, dann sinngemäß linkes Bein trainieren.

2. Übungen zum Aufbau und zur Stabilisierung von Schultern, Armen und Rückenmuskulatur

Dauer: ungefähr 1,5 Minuten

2.1 Übung (siehe Abb.)

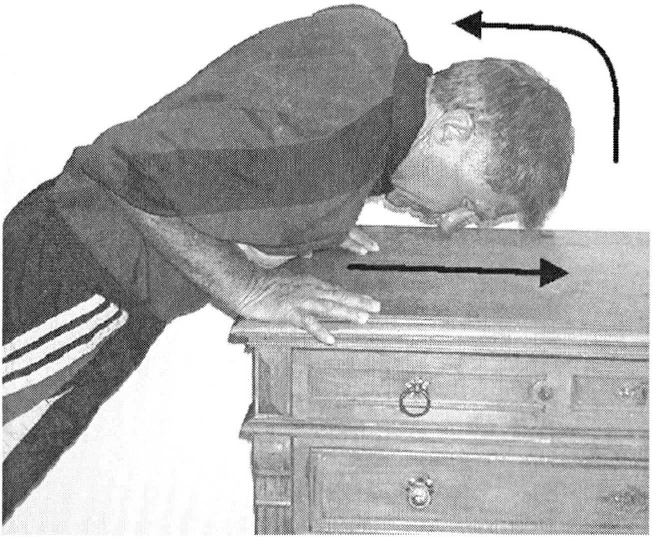

„Hilfsmittel" (z. B. Tisch o. ä.) sowie Ausgangsstellung wie für die Bein-Übungen, jedoch die Beine 60 bis 80 cm vom Tisch entfernt aufstellen. Für ältere Menschen ist es günstiger, wenn das „Hilfsmittel" etwas höher (ca. 0,90 bis 1,00 m) ist. Dadurch ergibt sich von selbst eine Schräglage, ähnlich wie bei einer Liegestütze (jedoch im Stehen). Nun mit beiden Armen, wie bei einer Liegestütze, so weit einknicken, das man sich mit der Nase ca. 10 cm über dem Tisch und zwischen beiden Händen befindet.

Dann **den Oberkörper in dieser Lage nach vorn hoch und zurück in die Ausgangsstellung schieben.** Durch die Bewegung nach vorn **gelangt man automatisch auf die Zehenspitzen,** was erwünscht ist. Vier Wiederholungen.

2.2 Übung (siehe Abb.)

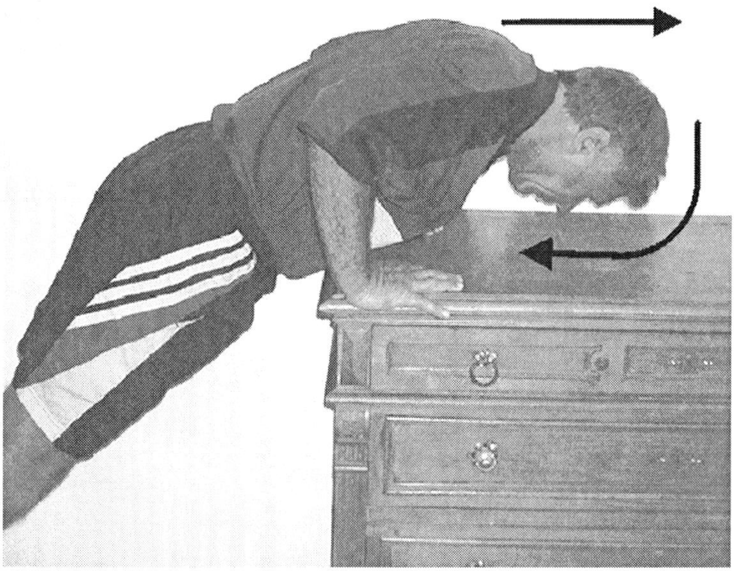

Ausgangsstellung wie vor beschrieben einnehmen, **dann durch leichtes Einknicken der Arme in der Ellenbeuge mit Oberkörper und Kopf so weit wie möglich nach vorn beugen, bis sich der Kopf ca. 20 cm vor den Händen befindet.** Dann wie bei der Liegestütze nach unten gehen, so dass sich **die Nase knapp über dem Tisch befindet.** Nun mit den Armen in die Ausgangsstellung nach oben hinten zurück drükken. Vier Wiederholungen.

2.3 Übung (siehe Abb.)

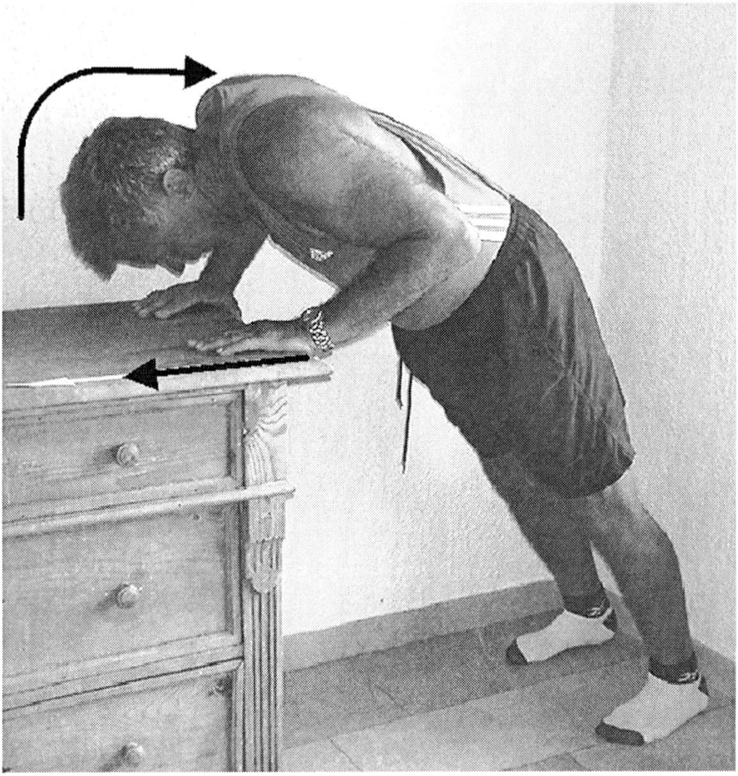

Ausgangsstellung einnehmen, dann wie bei Übung Nr. 1 vorgehen (in die Liegestütze gehen), allerdings nur mit einem Arm einknicken, so dass man sich mit der Nase ca. 10 cm über der Hand des eingeknikkten Armes befindet. Dann den Oberkörper nach vorne hoch und zurück in die Ausgangsstellung drücken. Eine Wiederholung je Arm.

2.4 Übung (siehe Abb.)

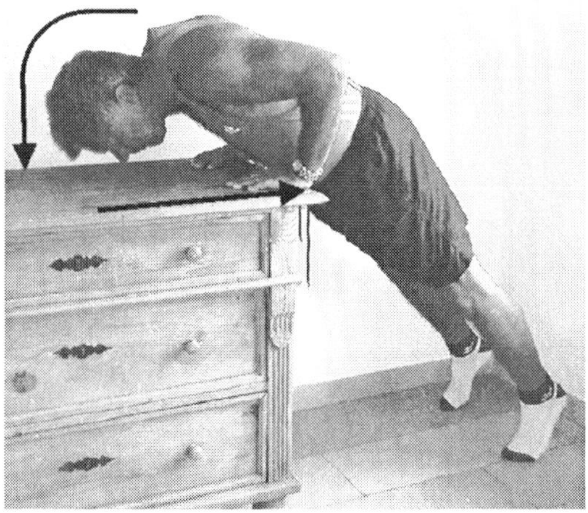

Ausgangsstellung einnehmen, dann wie bei Übung Nr. 2 vorgehen (in die Liegestütze gehen), allerdings **nur mit einem Arm** einknicken, **bis sich Oberkörper und Kopf ca. 20 cm vor der Hand des eingeknikkten Armes befinden;** dann **wie bei der Liegestütze nach unten gehen,** so dass sich **die Nase knapp über dem Tisch befindet** und dann in die Ausgangsstellung **nach hinten oben** zurück drücken. Eine Wiederholung. Geht man bei den vorgenannten Übungen mit den Beinen weiter vom Tisch weg, so werden die Übungen immer schwieriger und damit zum **Kraft-Training.** Man kann diese Übungen natürlich auch am Boden in der Liegestütze durchführen; dann sind sie am schwierigsten. Geht man mit den Beinen näher zum Tisch hin, werden die Übungen leichter **und damit zu Lockerungsübungen,** die man sehr gut auch zwischendurch am Arbeitsplatz (z. B. am Schreibtisch) durchführen kann. Diese **Lockerungs- oder Entspannungsübungen sind neben dem Übungsprogramm jederzeit zusätzlich durchführbar, wenn man das Gefühl hat, sich nicht ganz entspannt (lokcker) zu fühlen.**

3. Übungen zum Aufbau und zur Stabilisierung der Hals- und Nackenmuskulatur

Dauer insgesamt: ca. 60 Sekunden

3.1 Übung (siehe Abb.) Halsmuskulatur

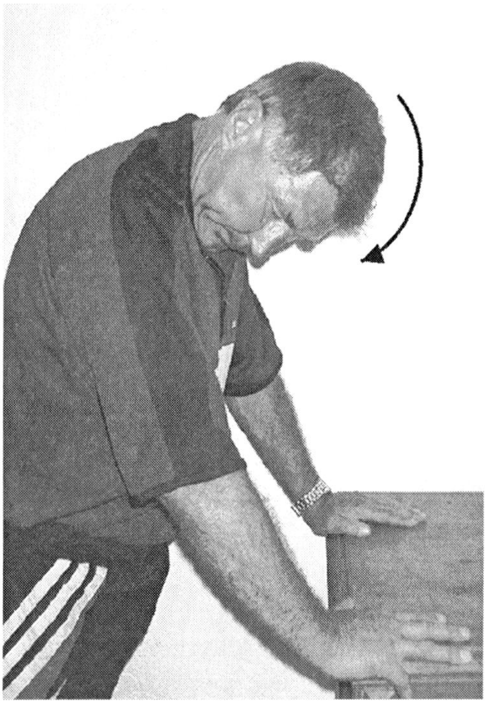

Ausgangsstellung (wie bei den zuletzt beschriebenen Übungen) einnehmen, Kopf so weit wie möglich zur Brust her ziehen, so dass das Kinn möglichst das Brustbein berührt (langsam ausführen!). Nach der dritten Wiederholung das Kinn abwechselnd so weit wie möglich nach unten links und dann nach unten rechts zur Schulter ziehen.

3.1 Übung (siehe Abb.) Nackenmuskulatur

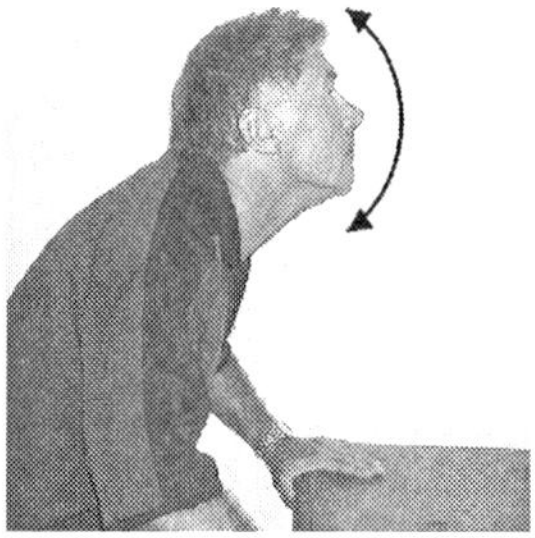

Ausgangsstellung wie oben, Kopf so weit wie möglich **langsam** nach unten bewegen, dann **langsam** so weit wie möglich nach oben heben. Nach der 11. Wiederholung den Kopf nach links und dann nach oben bewegen, anschließend ebenso auf die rechte Seite. Drei Wiederholungen.

Ältere Menschen führen diese Übung (siehe Abb.) wie folgt durch:

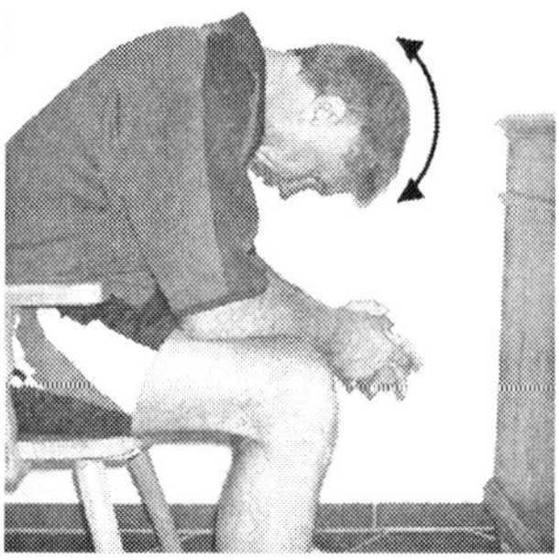

Auf einen Stuhl setzen und den Oberkörper nach vorn beugen, Hände falten und die Ellenbogen auf die Oberschenkel aufstützen. In dieser Haltung den Kopf so weit wie möglich **langsam** nach hinten und dann wieder nach vorn bewegen (Leistung: der Kopf hat ca. 5 bis 6 kg Gewicht!). 9 Wiederholungen.

3.2 Übung (siehe Abb.)

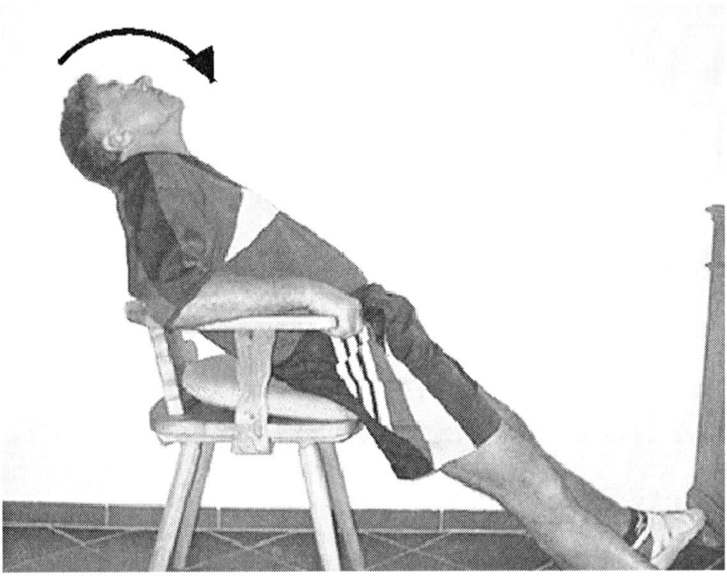

wird in Schräglage ausgeführt und kann in einem Stuhl mit Armlehnen oder auf einer Couch oder im Bett durchgeführt werden.
Durchführung: Den Kopf so weit wie möglich nach hinten legen, dann **langsam** so weit wie möglich nach vorn zur Brust ziehen. 5 Wiederholungen. Langsam auf maximal 10 Mal steigern.
Diese Übung nur jeden 2. Tag durchführen.

4. Übungen zum Aufbau der Hals- und Nackenmuskulatur beim Bauchmuskel-Training

Die Bauchmuskulatur ist in hohem Maße an der Stabilität des Rükkens, insbesondere aller den Lendenbereich bewegenden Muskeln beteiligt. Daher ist der Aufbau der Bauchmuskulatur besonders wichtig.

Für ältere Menschen reicht grundsätzlich die Beanspruchung der Bauchmuskulatur, die bei Bein- und Schulterübungen erfolgt, aus.
Als Hilfsmittel für die folgenden Übungen benötigt man lediglich eine weiche Unterlage (z. B. Teppich, Gummimatte).

4.1 Übung (siehe Abb.) Nackenbereich

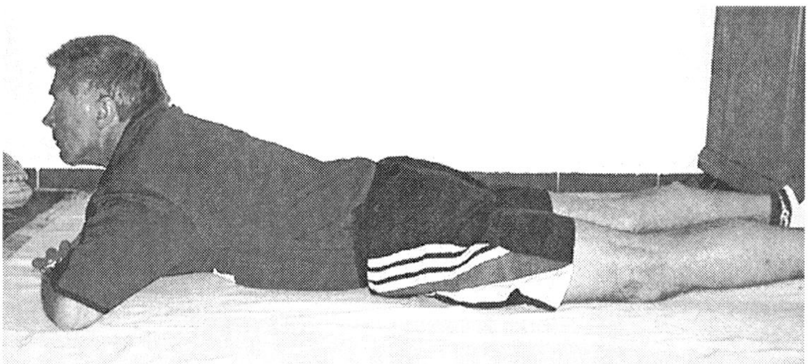

Mit dem Bauch auf den Boden legen und gleichzeitig den Kopf auf die Handrücken aufstützen. In dieser Haltung den Kopf **langsam** so weit wie möglich nach hinten und wieder nach vorn bewegen. 9 Wiederholungen.

4.2 Übung (siehe Abb.) Halsbereich

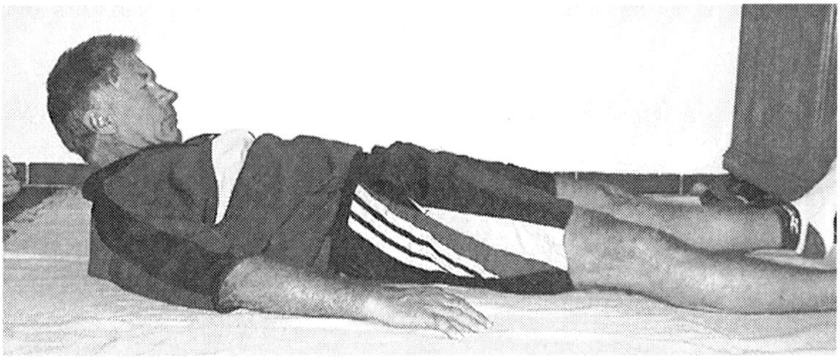

Auf den Rücken legen, dann den Kopf 6 Mal **langsam** so weit wie möglich nach vorn zur Brust ziehen und dann zwei Mal nach links und zwei Mal nach rechts zur Schulter drehen.

5. Spezielle Übungen zum Aufbau der Bauchmuskulatur

Diese speziellen Übungen habe ich als Ergebnis meiner über 40jährigen Gymnastik-Erfahrung zusammengestellt.

Bei den meisten herkömmlichen Bauchmuskel-Übungen werden einzelne Rückenmuskeln überlastet, so dass es zu Rückenbeschwerden kommt. Durch mein jahrelanges Training habe ich herausgefunden, **wie man die Bauchmuskulatur effektiv trainiert, ohne dass dadurch Rückenbeschwerden auftreten.** Es klingt grotesk, aber es ist wahr: bei den meisten Bauchmuskel-Übungen herkömmlicher Art **arbeitet die Hilfsmuskulatur im Rücken – und nicht die Bauchmuskulatur selbst,** so dass es zwangsläufig zu Rückenbeschwerden kommen **muss.**

Ein Beispiel:

Er war ein guter Bodybuilder, Fünfter bei einem Mister- Universum-Wettbewerb. Eines Tages kam er mit Rückenbeschwerden in meine Praxis. Dem äußeren Eindruck nach zu urteilen (er hatte eine sog. „Waschbrett"-Bauchmuskulatur) hätte diese eigentlich in einem sehr guten Trainingszustand sein müssen. Nachdem sich trotz mehrere Behandlungen mit MTM keine Besserung zeigte – was eigentlich zu erwarten gewesen wäre - testete ich seine Bauchmuskulatur.

Dabei zeigte sich, dass dieser Sportler nicht in der Lage war, die 3. Stufe des nachfolgend beschriebenen Bauchmuskel-Trainings durchzuführen: auf dem Rücken liegend, mit gestreckten Beinen, die Hände hinter dem Kopf verschränkt, den Oberkörper **langsam** aufzurichten. Diese Leistung ist für einen Sportler zu schwach.

Der Grund lag darin, dass durch falsches Training nicht die Bauch-, sondern die Hilfsmuskulatur des Rückens beansprucht und aufgebaut wurde. So konnte es gar nicht zum Aufbau der Bauchmuskulatur kommen. Bei den meisten „Normalmenschen" ist diese nur schwach ausgebildet (bedingt durch fehlendes bzw. falsches Aufbautraining in Schulen, Sportvereinen oder Fitneß Studios), weshalb es nicht verwunderlich ist, dass es so viele Menschen - darunter sogar Leistungssportler - mit Rückenproblemen gibt. Eine schwache Bauchmuskulatur verursacht bei Belastung fast immer Beschwerden!

Nach einem Pressebericht vom März 2001 leidet in Deutschland jeder Dritte an Rückenschmerzen – was meine Behauptung bestätigt. Die Zahl der unter dieser Problematik leidenden Menschen hat sich in den vergangenen 20 Jahren verdoppelt, so Prof. Siegfried Mense beim ersten Symposium „Rückenschmerz" in Göttingen. Die Kosten hierfür liegen bei rund 35 Milliarden Mark jährlich. Weiter führt Prof.

Mense aus, dass Muskeln nicht für einseitige Dauerbelastung oder Bewegungsmangel an den neuen Arbeitsplätzen (überwiegend Schreibtische) konstruiert worden seien. „Es ist nicht vorhersehbar gewesen, dass die Menschen diese Krankheiten bekommen", so Prof. Mense. Nach meiner Erfahrung irrt er in diesem Punkt und bestätigt meine Behauptung, **dass die Muskulatur behandlungs- und trainingsbedürftig ist, um richtig zu funktionieren.**

Fazit: nur so könnte man einerseits von den steigenden Erkrankungszahlen und andererseits von den enormen Kosten herunterkommen – ganz zu schweigen von der Verbesserung der Gesundheit, Lebensfreude und Arbeitsfähigkeit von Millionen Menschen. Nach meiner Erfahrung ist es unabdingbar, die Bauchmuskulatur in verschiedenen Stufen aufzubauen, da es sonst zu Rückenbeschwerden kommt.

Um eine leistungsfähige (gesunde) Bauchmuskulatur aufzubauen, bedarf es jahrelangen Trainings (wie z. B. beim Leistungssport).

Test: Wie stark ist meine Bauchmuskulatur?

Stufe 1: leichteste Übung (siehe Abb.)

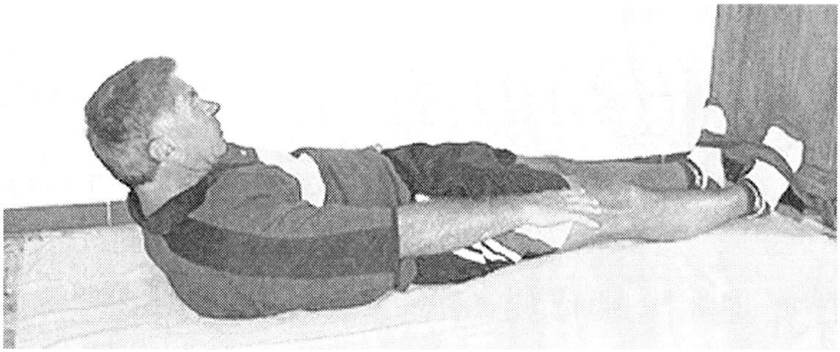

Unterlage: Teppich, Matte o. ä. Rückenlage einnehmen, Beine gestreckt, Arme neben dem Körper ablegen. Beine von einem Partner an den Fußgelenken nach unten drücken lassen (oder, wenn kein Partner vorhanden, sie unter einen Schrank, Couch etc.) legen, so dass sich die Beine nicht nach oben bewegen können.
Nun den Oberkörper und Kopf bei gleichzeitigem Ausatmen so weit anheben, dass man auf seine Füße schauen kann; dabei sollten die Oberschenkel nicht zur Spannung kommen. In dieser Stellung 2 Sekunden verharren **(jetzt spürt man die Bauchmuskeln bzw. sollte die Bauchmuskulatur zur Spannung kommen)** und sofort anschließend **ohne Ruck** ganz **langsam** und kontinuierlich, dabei weiter ausatmend, den Oberkörper bis in sitzende Lage bewegen. Danach **langsam** und (dabei einatmend) auf den Rücken zurücklegen. Vier Wiederholungen.

Es ist sehr wichtig, den Oberkörper wirklich langsam und nicht rukkartig nach vorn zu bewegen, da ansonsten nur die Hilfsmuskulatur im Rücken die Arbeit der Bauchmuskulatur übernimmt, wodurch es

meist bereits während der Übung zu Beschwerden und später zu Blockaden im Rückenbereich kommt.
Ausserdem wird die Bauchmuskulatur nur in geringem Maße aufgebaut – und das eigentliche Ziel der Übung ist verfehlt.

Wenn Ihnen diese Übung in vorgeschriebener Weise (also langsam und ohne Ruck) nur mit Anstrengung gelingt, so befinden Sie sich in der untersten (1.) Stufe und können 4 Wiederholungen versuchen.

Bei der 4. Wiederholung erfolgt nun die Dehnung des Lendenwirbelsäulenbereichs: in sitzender Lage mit gestreckten Beinen die Sprunggelenke mit den Händen umfassen und sich so weit wie möglich nach vorn unten beugen und in dieser Position 10 Sekunden verweilen. (siehe Abb.)

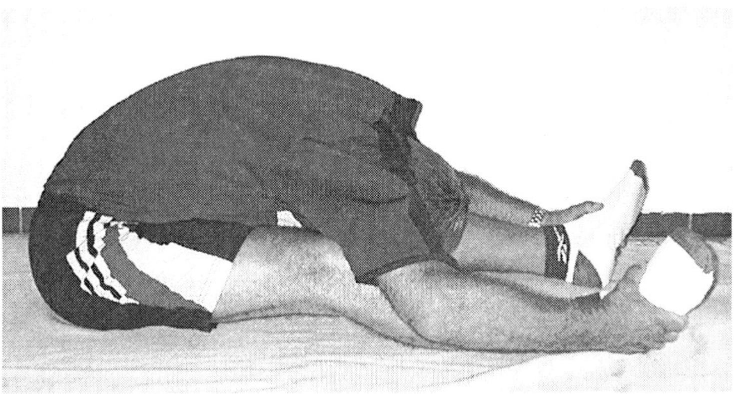

Mit der nächsten Übung wird die Durchblutung und Stärkung der Muskulatur im Lendenwirbel-Bereich gefördert und auch die Bauchmuskulatur gestärkt (siehe Abb.)

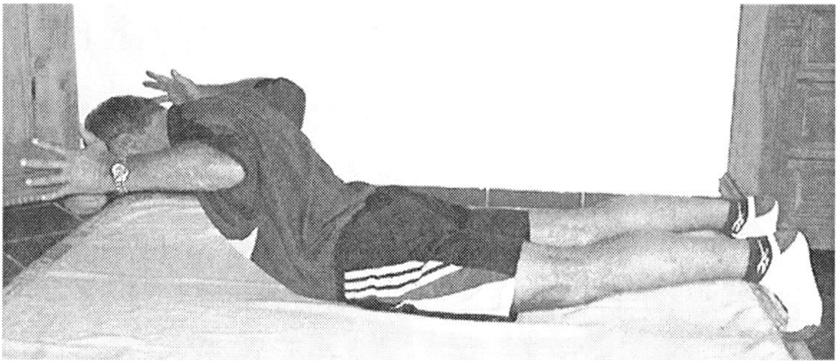

Bauchlage einnehmen und den Oberkörper mit den Armen (in Schulterbreite, Finger nach vorn) so weit wie möglich nach oben drücken (Hohlkreuz). Jetzt versuchen, die Arme vom Teppich zu nehmen, so dass man sich ohne Hilfe 10 Sekunden (oder auch länger) in dieser Position halten kann, um sich dann **langsam** zurückzulegen. Wer eine starke Rückenmuskulatur hat, kann sich damit in´s Hohlkreuz ziehen, die Arme nach vorne strecken und sich so lange wie möglich in dieser Stellung zu halten versuchen. **Diese Übung nur ein Mal durchführen. Patienten mit akuten Beschwerden im Rückenbereich sollten diese Übung so lange nicht machen, bis die Rückenproblematik beseitigt ist.**

Die beschriebenen Bauchmuskel-Übungen sollten grundsätzlich jeden 2. Tag durchgeführt und jede Woche um 2 Wiederholungen gesteigert werden, bis man schließlich 10 Übungen ohne größere Anstrengung machen kann. Erst dann sollte man an die **nächst höhere, die 2. Stufe herangehen.**

Es kann natürlich auch sofort mit Stufe 2 bis 6 begonnen werden, wenn man dazu in der Lage ist. **Wichtig: immer erst dann in die nächst höhere Stufe wechseln, wenn die vorhergehende wirklich korrekt ausgeführt werden kann.**

Menschen mit extremer Bauchmuskelschwäche, denen die Stufe 1 in der beschriebenen Weise nicht gelingt (z. B. nach Schwangerschaft, während der Rekonvaleszenz usw.) können sich in Schräglage mit den Armen nach hinten leicht abstützen und versuchen, sich **mit Hilfe der Bauchmuskulatur** bis in die **senkrechte Sitzlage zu ziehen. Falls nicht anders möglich, kann man hierzu auch die Arme (leicht schiebend) zu Hilfe nehmen.**

Um sich bei dieser Übungsform zu steigern, begibt man sich jeden 2. Tag etwas weiter nach hinten in die Schräglage, um von dort aus zu beginnen. **Trotz der relativen Einfachheit erreicht man damit einen sehr guten Aufbau der Bauchmuskulatur.**

Wie bei allen Übungen gilt auch hier: **nicht übertreiben, aber auch nicht verzagen, wenn es nicht gleich so klappt, wie man das gern möchte.** Nach regelmäßigem Üben über einen Zeitraum von etwa 4 bis 6 Wochen und erkennbarer Leistungssteigerung kann dann versucht werden, die vorher beschriebene Stufe 1 (unterste Stufe) zu trainieren.
Es kommt **nicht** darauf an, in möglichst kurzer Zeit möglichst viele Übungen bzw. Stufen zu erreichen, sondern die einzelnen Trainingsschritte **konsequent** und vor allem **richtig** durchzuführen, ohne sich dabei selbst zu belügen.

Stufe 2 (siehe Abb.)

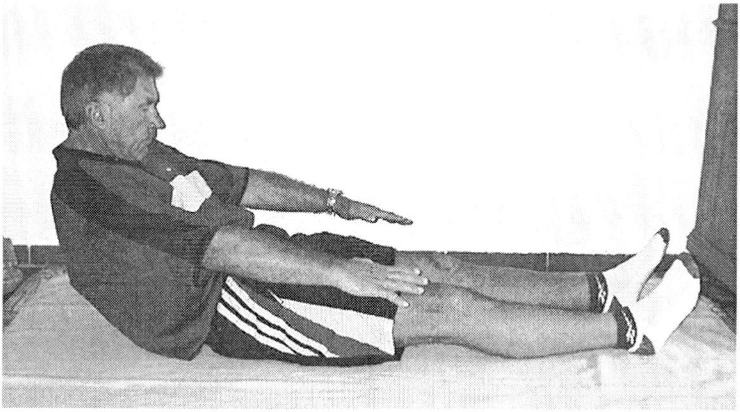

Der Unterschied zwischen Stufe 1 und Stufe 2 besteht darin, dass man die Übungen ohne Partnerhilfe bzw. ohne Hilfsmittel (z. B. Schrank oder Couch) durchführt. Die Anzahl der Wiederholungen bleibt gleich.

Zum Aufbau der seitlichen Bauchmuskulatur (ab Stufe 2 bis Stufe 6) mit nach links geneigtem Oberkörper über die Hüfte in sitzende Stellung kommen, kurz anhalten und mit Drehung des Oberkörpers nach rechts wieder **langsam** hinlegen (dabei auf die Atmung wie bei Stufe 1 beschrieben achten!).

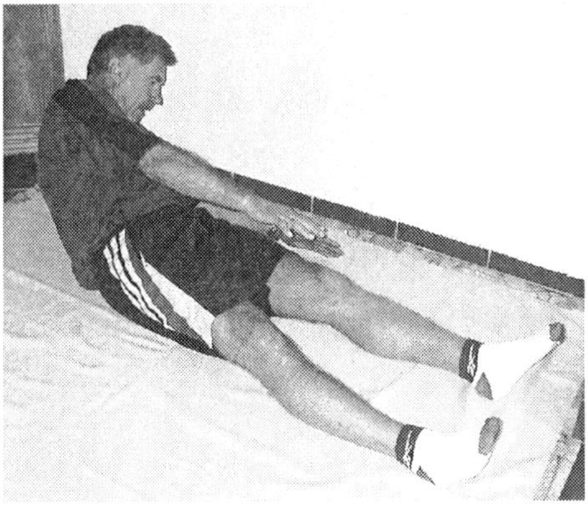

Dann die Übung in umgekehrter Reihenfolge durchführen. Es genügen jeweils 2 Übungen für die linke und die rechte Körperseite.

Stufe 3 (siehe Abb.)

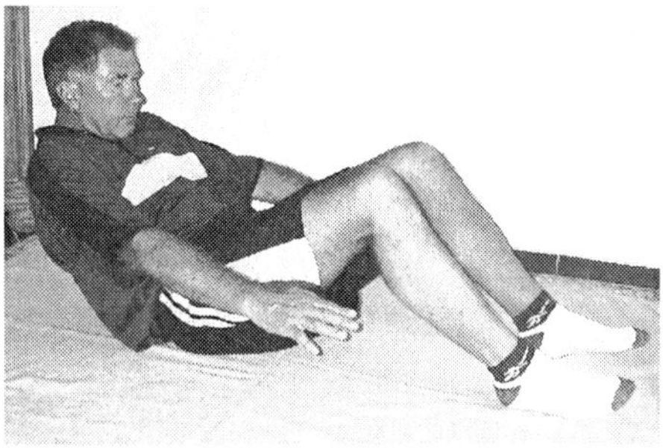

Durchführung wie in Stufe 2, jedoch in Rückenlage die Beine anwinkeln. Die Anzahl der Wiederholungen ebenfalls wie in Stufe 1.

Stufe 4 (siehe Abb.)

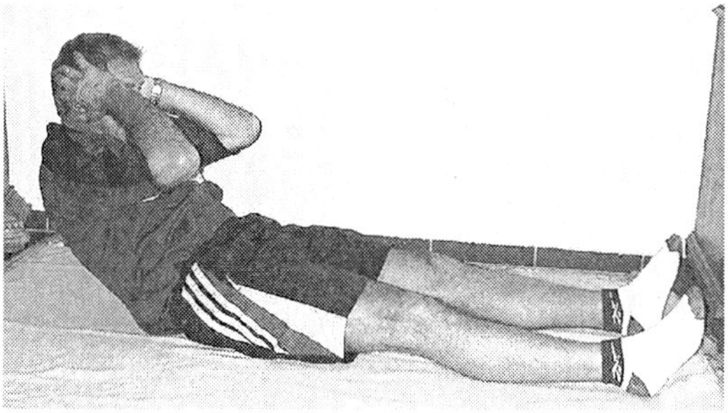

Durchführung wie in Stufe 1 (Beine gestreckt), Hände hinter dem Kopf verschränken, ihn anheben und dabei auf die Beine schauen (dadurch kommt die Bauchmuskulatur unter Spannung), Schulterblätter leicht vom Boden abheben und nun **ganz langsam, ohne Ruck,** in sitzende Position kommen. 10 Wiederholungen.

Stufe 5 (siehe Abb.)

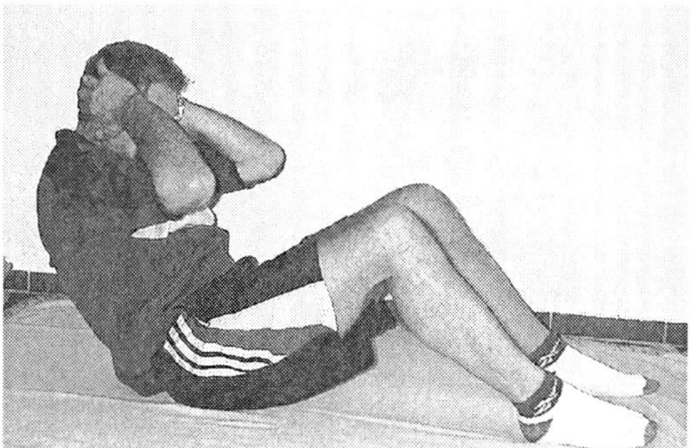

Wie in Stufe 4 beschrieben, aber dabei die Beine anwinkeln. Ebenfalls 10 Wiederholungen.
Wer diese Übung ohne große Anstrengung schafft, hat eine **sehr gute Bauchmuskulatur**

Stufe 6 / höchste Stufe (siehe Abb.)

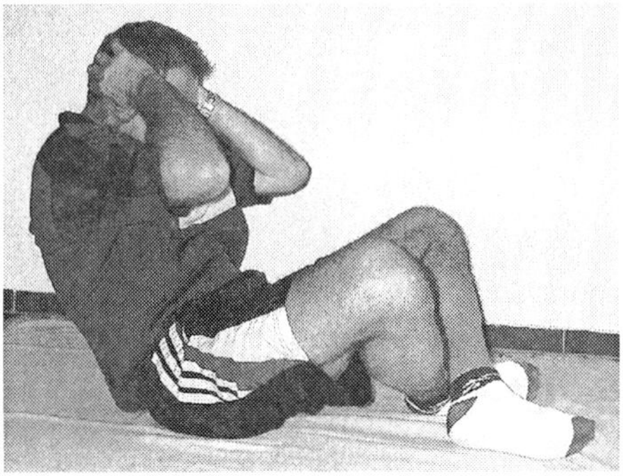

Wie in Stufe 5 beschrieben, aber die Beine dabei im „Schneidersitz“ halten. 10 Wiederholungen.

Wer diese Übung korrekt ausführen kann, hat eine Bauchmuskulatur wie ein Leistungssportler – bzw. wie er sie eigentlich haben sollte.

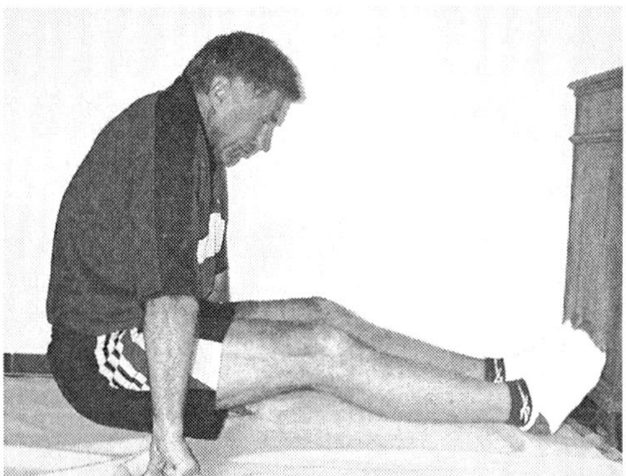

Diese Übung wird mit zwei Fingern je Hand ausgeführt und bietet die Gewähr für dauerhafte Leistungsfähigkeit in meinem Beruf und beim Sport (gehört nicht mehr zum Übungsteil).

6. „Hocke-Sitzen“ zur Leistungssteigerung

Dies ist die letzte und gleichzeitig eine der wichtigsten Übungen

Zweck der Übung: Stärkung der Bein- und Rückenmuskulatur in Verbindung mit einem Dehnungseffekt (dient auch zur Auflockerung).
Übungszeit: grundsätzlich abends, etwa 2 bis 3 Stunden vor dem Zubettgehen. Allerdings nicht zu spät üben, da dann die Gefahr besteht, dass man aufgrund der besseren Durchblutung nicht einschlafen und „fit“ statt müde werden kann.

Ausgangsstellung (siehe Abb.)

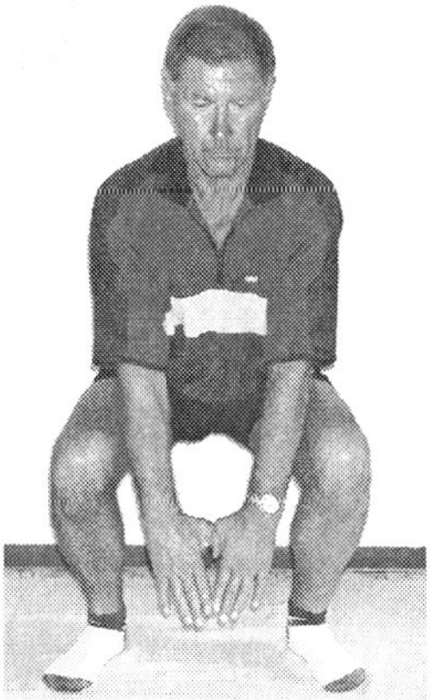

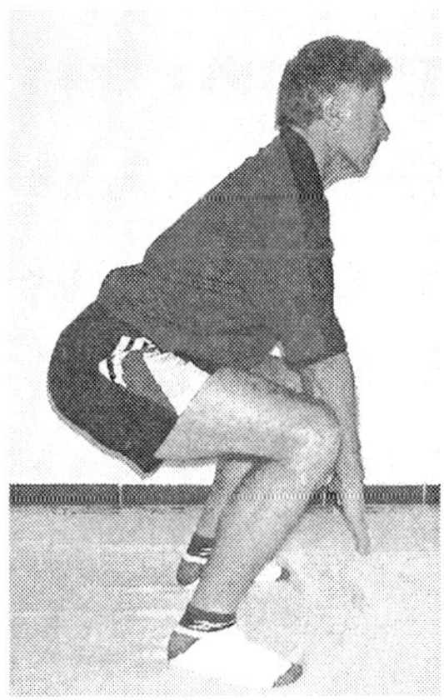

Stellen Sie sich aufrecht hin, Beine leicht gegrätscht (etwa in Schulterbreite) und gehen dann auf beiden Fußsohlen so weit in die Hocke, dass fast ein 90°-Winkel zu den Oberschenkeln entsteht. Wichtig ist, dass Sie dabei **mit den Fußsohlen nicht vom Boden abheben, sondern auf der ganzen Fläche stehen bleiben.** Dabei den Rücken in´s Hohlkreuz drücken, so dass er in der Senkrechten steht. Die Arme hängen locker zwischen den Oberschenkeln herunter, den Kopf leicht

nach vorn geneigt halten. In dieser Position verharren, ohne dass sie sich nach oben oder unten verändert.
Überprüfen Sie nun mit einer Uhr (am besten mit Sekundenzeiger), wie lange Sie es in dieser Stellung aushalten können, ohne sich zu bewegen. Ist man fast an der Leistungsgrenze – man merkt es durch „Brennen" in den Oberschenkeln und Zittern der Beinmuskulatur – kann man die Übung beenden. Nun merken Sie sich die Zeit, die Sie in dieser Stellung verbracht haben.

Wie lange täglich Hocke-Sitzen?

Eigentlich müsste jeder Mensch eine Minute aushalten können, um körperlich leistungsfähig zu bleiben (z. B. Arbeit, Freizeit). Für den alten Menschen reicht eine halbe Minute. Um den Leistungsstand zu erhöhen (also die Leistung, die man erreichen möchte oder vom Körper verlangt), muss man täglich fünf bis 10 Sekunden steigern, und zwar so lange, bis man das Limit erreicht, das man je nach Belastung durch Arbeit und Sport erreichen muss, wenn man gesund bleiben möchte (siehe nachfolgende Aufstellung).

Mäßige sportliche Betätigung: Wer arbeitet und am Wochenende Sport treibt (z. B. eine Stunde Tennis, in die Berge geht, Golf spielt):
1,5 Minuten Hocke-Sitzen täglich

Gesteigerte sportliche Betätigung: (z. B. mehrmals wöchentlich Tennis spielen, in die Berge gehen, Golf spielen, Fitneß Studio):
2,5 Minuten Hocke-Sitzen täglich

Viel Sport: wer sich nahezu täglich sportlich betätigt, z. B. 2 bis 3 Stunden Tennis oder Golf spielt oder 6 bis 8 Stunden in die Berge geht, stundenlang mit dem Fahrrad fährt:
3 Minuten Hocke-Sitzen täglich

Für Leistungssportler gilt:
3,5 bis 4 Minuten Hocke-Sitzen täglich

Meine persönliche Erfahrung zum **Hocke-Sitzen,** das ich nunmehr bereits seit 25 Jahren jeden Tag nach der Arbeit oder sportlicher Betätigung mache, besteht in dem Effekt, dass ich am Morgen darauf mit einer vollkommen freien Rücken- und Beinmuskulatur aufstehe. **Es ist absolut wichtig, dass diese Hocke – und auch die anderen Übungen – am Abend gemacht werden.**

Der Grund ist folgender: am Morgen ist die Muskulatur noch nicht durchwärmt, weil sich die Körpertemperatur über Nacht herabsetzt, so dass man am Morgen mit einem relativ kalten Bewegungsapparat trainieren würde. Das wäre ungünstig für die Muskulatur. Will man das verhindern, muss man sich zunächst warmlaufen oder mit dem Rad fahren, um anschließend die gymnastischen Übungen durchführen zu können (so wird es beim Leistungssport gemacht).

Wenn man also am Morgen im kalten Zustand gymnastiziert, verspannt sich die Muskulatur, die durch die Arbeit am Tage zusätzlich belastet wird – und am Abend geht man verspannt in´s Bett. Muskelblockaden sind die unausweichliche Folge.
Im Leistungssport wird daher nach dem Training – und oft sogar noch vorher – massiert, so dass der Sportler mit freier Muskulatur zu Bett gehen kann.

Warum nur am Abend üben?

Man hat sich den ganzen Tag über bewegt, der Körper ist gut durchwärmt. Die Muskulatur hat sich allerdings durch Belastung und Streß verspannt. Wenn nun die Übungen durchgeführt werden, wird die Muskulatur vor dem Schlaf nochmals intensiv durchblutet, wodurch die Eigenheilung angeregt und der Spannungszustand gelöst wird. Am Morgen steht man dann regeneriert und entspannt auf.

Zurück zum Hocke-Sitzen

Wird diese Übung täglich abends gemacht, ist es möglich, seine Leistungskraft immens zu steigern und dabei eine vollkommen freie Bein- und Rückenmuskulatur zu behalten.

Beispiel: Mit täglich 3 Minuten Hocke-Sitzen ist man so fit, dass man außer seiner Arbeit täglich 2 Stunden Tennis spielen oder 3 bis 4 Stunden in die Berge gehen kann. Am Wochenende sind täglich durchaus 2 bis 3 Stunden Tennis, anschließend 5 Stunden Berg-Gehen oder 2 bis 3 Stunden Radfahren möglich – und das alles unbeschadet.

Anhand von 4 Beispielen soll bewiesen werden, was mit täglichem Hocke-Sitzen und der von mir zusammengestellten Aufbaugymnastik in Verbindung mit speziellem Training zu erreichen ist.

KAPITEL XIV

Beispiel 1

Auf den höchsten Pässen der Welt mit dem Rad unterwegs

Eine Himalaya (Tor)-tour

Um mich 1996 auf meine Radtour im Himalaya-Gebiet, dem ehemaligen West-Tibet in Ladakh, Indien, optimal vorzubereiten, habe ich das vorgenannte Training (und oftmals noch mehr) sieben Monate lang durchgeführt. Dabei hatte ich während dieser Zeit vor der Himalaya-Tour überhaupt erst mit dem Mountainbiken begonnen. Doch es hat sich wirklich gelohnt, denn dieses Erlebnis einer Welt mit den höchsten Gipfeln der Erde und einer unglaublichen Vielfalt an Landschaften, ihren wunderschön gelegenen Seen in über 4000 Metern Höhe und den bestens erhaltenen Klöstern war für mich einfach „überirdisch".

Nach den täglichen Fahrten über 60 bis 80 Kilometer – und das in einer Höhe von 4000 bis 5000 Metern – bin ich einmal den höchsten Paß der Welt, den Khardungla, von 3500 bis fast 5700 Meter gefahren. Oben auf dem Paß sagte mein Mitfahrer Georg Stumpf, Rad-Marathon-Weltrekordler, zu mir: „Werner, du bist für mich ein medizinisches Wunder", worauf ich entgegnete: „Schorsch, man muss nur das Richtige tun und wissen, was zu tun ist, dann ist das ganze nicht so schwer – oder: gewußt wie". Und dazu gehört eben auch meine spezielle Gymnastik sowie das 4 Minuten lange Hocke-Sitzen, das ich auch in dieser Höhe täglich machte, **um am Morgen „frei wie ein Vogel" aufzustehen.**

Ich weiss, es ist hart, nach der Leistung diese Hocke „abzusitzen", aber wer erlebt hat, welchen körperlichen Zustand man dadurch erreichen kann, wird es nie mehr missen wollen.

Durch unsere Gespräche und meine Behandlungen, die ich an Georg vornahm, war er über meine von der Schulmedizin abweichenden Behandlungsmethoden und mein spezielles Aufbautraining gut informiert. Dabei hatte er bereits in der Eingewöhnungsphase auf 3500 Meter Höhe extreme Schwierigkeiten mit Migräne und Kreislaufproblemen, weshalb er sich sogar mit dem Gedanken trug, wieder nach Hause zu fliegen. Nach einigen Behandlungen mit MTM konnte er aber doch mitmachen. Es war für uns alle ein unvergeßliches Erlebnis.

Beispiel 2

Mein Sohn Stefan

begann im Alter von 10 Jahren mit dem Leistungssport im Tennis. Er musste von da an jeden Tag 3 Minuten Hocke sitzen und unter meiner Anleitung jeden 2. Tag die Übungen machen, die ich beschrieben habe. Außer Tennis absolvierte er ab dem 13. Lebensjahr lediglich ein Mal im Monat einen 5000-Meter-Lauf. Bei einem Schulfest – Stefan war vierzehn Jahre alt – lief er dem damaligen Oberbayerischen Meister und Rekordinhaber über 1000 Meter um drei Sekunden davon Mit vierzehn ein halb Jahren kam Stefan zur Tennisschule von Nick Bollettieri nach Amerika. In diesem Ausbildungs-Camp wurden schon Jim Courier, Andre´ Agassi, Boris Becker und viele andere namhafte Tennis-Profis ausgebildet. Stefans körperlicher Zustand war so gut, dass er unter den zehn besten aller je in diesem Center getesteten Leistungssportler im Tennis eingestuft wurde – und das mit einem wöchentlich dreimaligen Tennis-Training von je 2 Stunden, jeden 2. Tag 10 Minuten meiner Gymnastik und täglich 3 Minuten Hocke-Sitzen. Er wurde allerdings ab seinem 9. Lebensjahr 3 Mal je Woche von mir behandelt. Bis zum Alter von 19 Jahren hatte Stefan nie eine sportbedingte Verletzung, selbst nicht in Amerika, als er täglich 5 Stunden trainieren mußte.

So viel zu meinem Sohn Stefan und seiner Zeit als Tennisspieler. Ergänzend sei noch folgendes bemerkt: es könnten viele Verletzungen vermieden werden – und damit sehr oft eine Beendigung des Sports von Kindern und Jugendlichen – wenn beim Leistungsaufbau berüksichtigt würde, dass sie Heranwachsende sind und noch keine Spitzensportler, bei denen die tägliche Massage ganz selbstverständlich ist. Tommy Haas, Gewinner der Silbermedaille im Tennis bei den olympischen Spielen 2000, sagte, nachdem er zum ersten Mal intensive Massagen durch Physiotherapeuten des Deutschen Tennisbundes erhalten hatte: „Ich glaube, ein guter Therapeut ist wichtiger als ein guter Trainer".

Ich hoffe, hiermit den stressgeplagten Eltern einen Denkanstoß zu geben und einmal darüber nachzudenken, ob es nicht sein kann, dass ihr Kind einfach nicht mehr kann, weil es muskulär überlastet ist und Hilfe in Form von Massagen bräuchte. Beim erwachsenen Spitzensportler ist das ganz normal. Meiner Überzeugung nach ist das auch der entscheidende Grund, warum viele junge Talente im Sport den Sprung in den Leistungs- bzw. Spitzensport nicht schaffen. Es wird viel Geld für teure Trainer ausgegeben, aber für die dringend notwendigen Massagen reicht es dann nicht mehr. Ein fataler Denkfehler, der nicht selten dazu führt, dass – insbesondere ehrgeizige – Eltern ihre Kinder einerseits überlasten, ihnen aber andererseits die dringend nötige medizinische Versorgung nicht zukommen lassen.

Beispiel 3

Vom Deutschen Meister zum Europameister

Thomas B., mehrmaliger Deutscher Meister in der Kombination Slalom und Springen im Wasserski, kam zu mir und klagte über Beschwerden im Rücken. Die Befunderhebung ergab eine totale muskuläre Blockade in den Oberschenkeln und im Rücken. Ich machte ihm mit MTM die Beine und den Rücken frei und erklärte, dass durch das Springen und harte Aufschlagen auf dem Wasser seine Oberschenkel und der Rücken extrem belastet würden. Nachdem er fast beschwerdefrei war, empfahl ich ihm, nach dem Training jeweils 3 Minuten Hocke zu sitzen, was er auch tat.
Nach einem halben Jahr wurde er Europameister, woran er vorher jahrelang gescheitert war. Er sagte mir, er führe diesen Erfolg neben

dem Training auf das tägliche Hocke-Sitzen zurück, denn seine Oberschenkel- und Rückenmuskulatur sei so frei wie nie zuvor.

Nach einem weiteren halben Jahr musste er wieder von mir behandelt werden, da er fast die gleichen Beschwerden wie zu Beginn hatte. Ich sagte ihm auf den Kopf zu, dass er das Hocke-Sitzen vernachlässigt habe – worauf er kleinlaut meinte: „Stimmt, wenn es doch nicht eine solche Schinderei wäre“.

Beispiel 4

Eine 92jährige Frau sitzt Hocke

Eine sehr nette alte Dame – seit vielen Jahren blind – kam schon jahrelang regelmäßig zur Behandlung in meine Praxis. Eines Tages klagte sie, dass sie nicht mehr alleine aus der Badewanne käme. Natürlich machte ich mir Gedanken, wie das Übel behoben werden könnte. Aber wie sollte ich einer so alten Frau das Hocke-Sitzen nahe bringen? Um so überraschter war ich, als sie sofort zustimmte. Aber ganz ohne Hilfsmittel würde es wohl doch nicht gehen. Sie erzählte mir von einem alten Küchenschrank, dessen Arbeitsplatte etwas höher lag als bei den heutigen modernen und zudem etwas hervorstand. Das war das ideale „Trainingsgerät“ für diese Frau. Ich erklärte ihr, dass sie sich an der Platte festhalten, so weit wie möglich in die Hocke gehen und so lange wie möglich in dieser Position bleiben sollte. Jeden Tag, so erklärte ich ihr weiter, solle sie ein paar Sekunden länger in dieser Hocke durchzuhalten versuchen.

Zugegeben, zunächst war ich etwas skeptisch. Aber nach 3 Wochen kam sie und sagte stolz: „Die Probleme mit dem Aussteigen aus der Badewanne sind erledigt. Vielen Dank Herr Bergmüller“. Das war´s.

Natürlich ließ sich die alte Dame weiterhin prophylaktisch ein Mal in der Woche massieren.

Gerade ältere und alt werdende Menschen verlieren oft ihre Beinkraft, was nicht selten dazu führt, dass immer mehr von ihnen zu Pflegefällen werden. Eine vernünftige Hauspflege kostet heute 8.000 bis 9.000 Mark im Monat – wer kann das bezahlen? Die Zukunftsprognosen sehen nicht gut aus. Bald wird es so weit sein, dass jeder zweite Mensch über 65 Jahre zum Pflegefall wird und sein restliches Leben im Pflegeheim verbringen muss. Einer der Gründe ist sicher auch der, dass es die früher übliche Großfamilie, in der die Kinder ihre Eltern versorgten, heute nicht mehr gibt.

Aus meiner Erfahrung kann ich daher nur jedem **dringend empfehlen, etwas von seinem Geld in seine Gesundheit zu investieren und seine Gesundheit – besonders aber den Bewegungsapparat – zu pflegen.** Es wäre dabei ein fataler Fehler, sich ausschließlich auf den Leistungskatalog der Krankenkassen oder sonstiger staatlicher Einrichtungen (z. B. Sozialhilfe) zu verlassen, da ansonsten durchaus die Gefahr besteht, dass man seinen Lebensabend nicht im gewohnten Umfeld, sondern in einem tristen Pflegeheim verbringen muss.

Stellungnahme zu den Hals-Nacken- Übungen

Diese sollten jeden 2. Tag abends gemacht werden, um eine belastbare Muskulatur aufzubauen und zu erhalten. Der sog. „Normalmensch" hat eine meist nur schwach ausgebildete Hals-Nacken-Muskulatur. Anders ist es hingegen bei Kampfsportlern, wie z. B. Judoka und Ringern. Hier kommt es entscheidend auf eine starke Hals-Nacken-Muskulatur an, da beim Udo Würgegriffe gemacht werden, aus denen man sich nur befreien kann, wenn man eine gute Muskulatur hat. Beim Ringen ist es wichtig, dass man sich mit einer starken Nackenmuskulatur in die sog. „Brücke" bringen kann, um vom Gegner nicht auf beide Schultern gedrückt werden zu können und damit den Kampf zu verlieren.

Die Folgen einer in diesem Bereich zu schwach ausgebildeten Muskulatur sind vielfältig und wirken sich besonders im Berufsleben negativ aus. Bei vielen Tätigkeiten (z. B. im Büro, am Computer, Kinder in der Schule usw.) muss der Kopf, der ein Gewicht von ungefähr 5 bis 6 kg hat, oft über Stunden nach unten gehalten werden, wodurch es durch diese extreme Belastung zu Verspannungen und Blockaden kommt. Man kann das ganz leicht selbst ausprobieren: wenn man die Hals-Nacken-Muskulatur los lässt, fällt der Kopf nach unten.

Durch die permanente Überlastung in diesem Bereich können Beschwerden beim Schlucken, Kieferprobleme, Kopf- und Zahnschmerzen, Migräne, Augentränen, Sehstörungen, Schwindel, Ohrgeräusche und sogar Probleme mit den Nebenhöhlen entstehen. Durch die Überlastung der Nackenmuskulatur ist so gut wie immer auch der Rücken mit betroffen, wodurch es auch hier zu Verspannungen und Blockaden kommen kann.

Ein Beispiel für diese Zusammenhänge: ein Spitzensportler (Karatekämpfer) litt schon über längere Zeit unter Migräne und kam zu mir in die Behandlung. Sein muskulärer Zustand war insgesamt sehr gut, jedoch im Nackenbereich war zu wenig Grundmuskulatur vorhanden. Dadurch entstanden Blockaden im Rücken, die zu einer Fehlstellung von einzelnen Wirbeln führten. Nach mehreren Behandlungen mit MTM und Fango wurde sanfte Chiropraktik angewandt, um die fehlgestellten Wirbel in die richtige Position zu bringen. Gleichzeitig wurde auch die Nackenmuskulatur aufgebaut. Damit war der Sportler beschwerdefrei.

Stellungnahme zu den Beinübungen

Grundsätzlich sollten diese Übungen abends und nicht mit mehr als drei Wiederholungen begonnen werden. Dabei zunächst nur leichten Druck auf den Boden ausüben, der allmählich gesteigert wird. Wenn jemand unbedingt täglich trainieren möchte, so sollte er im Tageswechsel einmal mehr und einmal weniger Druck anwenden. Auch die Anzahl der Übungen sollte an einem Tag mehr und am nächsten Tag weniger betragen, damit sich der muskuläre Bereich besser regenerieren kann. Nur nicht übertreiben! Man braucht gar nicht so viel zu tun, um gesund und leistungsfähig zu bleiben. Wichtig ist, allmählich ein Gefühl für seinen Körper zu entwickeln, so dass Veränderungen im muskulösen Bereich auch wahrgenommen werden können. Das setzt voraus, dass dem Körper immer wieder Regenerationszeiten gegeben werden müssen.
Gerade bei älteren Menschen kann allein schon das Tragen des eigenen Körpergewichtes zum Problem werden, insbesondere dann, wenn Übergewicht hinzukommt.

Durch Schwächen im Bein-/Rücken-/Becken- und Bauchmuskel-Bereich können folgende Beschwerden ausgelöst werden: Bandscheibenvorfälle, Ischias, Hüft-, Knie- und Rückenprobleme und allgemeine Gehschwierigkeiten, Taubheitsgefühle in Beinen und Zehen, Durchblutungsstörungen sowie Magen-Darm- und urologische Krankheitsbilder. Bei Frauen werden sehr oft Unterleibsbeschwerden mit ausgelöst. Wenn eine statische Veränderung zustande gekommen ist, so können alle Beschwerden, wie bei „Hals-Nacken-Bereich“ beschrieben, ausgelöst werden.

Durch die Bein-Übungen, bei denen die Rücken-, Becken- und Bauchmuskulatur mit trainiert wird, kann diesem Risiko wirksam vorgebeugt werden.

Stellungnahme zu den Schulter-Arm-Übungen

Es gilt, diese Übungen wirklich nur nach Anleitung und grundsätzlich abends zu machen. Zu Beginn ist nicht die Anzahl der Übungen entscheidend, sondern die allmähliche Steigerung, bis man den Leistungsbereich erreicht hat, der erforderlich ist, um die Belastungen durch Arbeit oder Sport auszugleichen.
Prinzip: Verlangt man vom Körper viel, braucht man viel Kraft, verlangt man weniger, ist der Energieaufwand entsprechend weniger.
Man kann diese Übungen auch täglich machen, nur sollte man dann jeden 2. Tag näher an das „Übungsgerät“ (z. B. Tisch) herantreten.
Grund: so werden die Übungen leichter und gleichzeitig zur Bewegungstherapie und zu Lockerungsübungen, die man auch während der Arbeit (z. B. am Schreibtisch oder am Waschbecken) durchführen kann. Probieren Sie es aus! Der Entspannungseffekt tritt durch die verbesserte Durchblutung sehr schnell und spürbar ein!
Durch Schwäche und Unausgeglichenheit der Muskulatur im Rükken-, Schulter- und Armbereich können folgende Beschwerden ausgelöst werden: Haltungsschäden (Rundrücken), Rücken- / Schulter- / Arm- / Handgelenks-Schmerzen, Tennis-/Golfarm, Einschlafen und Brennen der Hände und Arme. Es können sogar Schmerzen in der Schulter wie bei einer Schleimbeutelentzündung entstehen. Des weiteren: Kurzatmigkeit, Asthma, Herzdruck, Herzrhythmusstörungen, Schwindel. Im psychischen Bereich: Angstzustände, Depressionen usw. und alle wie bei „Hals-Nacken“ beschriebenen Beschwerden.

Stellungnahme zum Bauchmuskel-Training

Wie immer: nur abends und nach Anleitung trainieren, sonst kommt es zu Rückenbeschwerden! Wie bei allen anderen Übungen auch: langsam beginnen und sich nicht überfordern. Stufe 2 bis 3 als

Grundlage der Bauchmuskulatur reicht für die normale tägliche Belastung aus, während der Leistungssportler die Voraussetzungen für die Stufen 4 und 5 erbringen sollte. Ich glaube, es wird gerade in den „Fitneß Studios" so viel vom Durchschnittsbürger verlangt (so und so viele Einheiten zu schaffen), weil der Preis, der verlangt wird, gerechtfertigt werden soll. Ausserdem will man dem Mitglied möglichst schnell sichtbare Erfolge vorweisen. Mit weniger Trainingseinheiten würde es den meisten viel besser gehen. Wenn schon viel vom Trainierenden verlangt wird, dann müsste er zumindest darüber aufgeklärt werden, dass die starke muskuläre Belastung durch zu hohe Gewichte auf Dauer nicht mehr ausgeglichen werden kann und der Übende begleitende Massagen benötigt.
Beschwerden, die durch Bauchmuskelschwäche ausgelöst werden können: statische Veränderungen, was zu allen schon beschriebenen Problemen führen kann. Darüber hinaus im Rücken-/Hüft-/Magen-Darm- und urologischen Bereich und Bandscheibenschäden.

Stellungnahme zum Hocke-Sitzen

Es ist absolut wichtig, dass die Hocke täglich und nur am Abend nach der Belastung durch Arbeit und Sport gemacht wird, wobei sich in bezug auf die Dauer der Hocke jeder nach der von ihm selbst geforderten Belastungsfähigkeit richten sollte (siehe Kapitel XII, Übungsteil).

Nochmals sei betont: die besten Übungsergebnisse werden dadurch erzielt, wenn wirklich regelmäßig nach den gegebenen Anweisungen geübt wird. Die beste Orientierungshilfe bei der Durchführung der Übungen ist der Körper selbst.

Deshalb ist es sehr wichtig, im Laufe der Zeit ein Gefühl für seinen Körper zu entwickeln, das sagt, wann man mehr und wann man weniger trainieren sollte (z. B. Pausen zur Regeneration einlegen).

Und: nehmen Sie nicht alles so tierisch ernst, vergessen Sie Ihren Humor nicht, denn bei alledem soll es ja auch noch Spaß machen. Wenn man sich psychisch verkrampft, wirkt sich das unweigerlich auch auf die Muskulatur aus – und umgekehrt.

Zur Problematik Tennisarm

Der Tennisarm wird meist von mehreren Faktoren ausgelöst, wie zum Beispiel Blockaden in der Rücken- und Halsmuskulatur, Wirbelverdrehungen im Brust- und Halswirbel sowie tiefe Muskelblockaden im Schultergelenk-Bereich. Totale Verhärtungen im Ober- und Unterarm runden das Dilemma nicht selten ab. Bleibt auch nur eine der zahlreichen Ursachen unentdeckt und damit unbehandelt, kann es nicht zur Beseitigung der Beschwerden kommen. Durch MTM, Fango, Elektro- und Bewegungstherapie konnte ich bis jetzt noch jedem Patienten mit dieser Problematik helfen.

Ausklang und Nachwort

Und hätte dieses Buch 1000 Seiten – es könnte die ungezählten erfolgreichen Behandlungen während der vergangenen 25 Jahre nicht so eindrucksvoll schildern, wie die Patienten selbst. Manche taten das in Form von Berichten und Dankschreiben, von denen eine Auswahl auf den folgenden Seiten zu lesen sein wird.

Wenn es mit diesem Buch gelungen sein sollte, Hilfe suchenden Menschen einen gangbaren Weg aus dem Schmerz und skeptischen Kollegen und Ärzten eine – immerhin jetzt schon ein viertel Jahrhundert alte – Therapie an die Hand zu geben, mit deren Hilfe sie schmerzgeplagten Menschen helfen können, dann ist sein Sinn und Zweck erfüllt.

Aber bei aller wissenschaftlichen Erkenntnis, aller ärztlichen Heilkunst und zahlreichen mehr oder weniger umstrittenen „alternativen" Therapien geht es mir vom Grundsatz her um mehr als die Behandlung des kranken Menschen, der zur Zielgruppe all derer geworden ist, die helfen und natürlich auch an ihm verdienen wollen. Es geht mir vor allem um das, was allgemein unter der Bezeichnung Prävention, also Vorbeugung, bekannt ist.

Wie viele Erkrankungen, wie viele Schmerzen, Probleme und Sorgen könnten vermieden, wie viel Geld könnte eingespart werden, wenn die in diesem Buch beschriebenen frühen Vorbeugungsmaßnahmen endlich in die Tat umgesetzt würden! Gefragt wären vor allem die politischen Entscheidungsträger, die sich von dem Gedanken befreien müssten, rein wirtschaftliche Aspekte seien das wichtigste. Nein, das sind sie nicht, denn wenn ein ganzes Volk erst einmal krank ist, dann ist es auch unproduktiv und vor allem unglücklich!
Das wesentliche der Politik müsste sein, die Voraussetzungen für ein gesundes, frohes und damit automatisch ökonomisch starkes Volk zu schaffen. Und diese Voraussetzungen liegen nun einmal in der Gesundheit begründet, aus der die Motivation allen Schaffens resultiert. Viele noch relativ junge Menschen sind heutzutage bereits ohne jede wirtschaftliche, finanzielle und familiäre Perspektive, und nicht selten sind die Ursachen eine schlechte Gesundheit. Wenn man heute in den Städten junge Menschen beobachtet, dann machen nicht wenige von ihnen den Eindruck, als wären sie bereits kurz vor der Rente. Viele von ihnen haben sichtlich Haltungsschäden, bewegen sich schwerfällig oder haben ihre Beine gegen Roller und Autos eingetauscht. Das, was sie „Freizeitsport" nennen, ist meist nichts anderes, als die Fixierung ihrer erworbenen Fehlhaltungen in Fitneß Studios oder bei Extrem-Sportarten – mit allen Folgen. Man will es den anderen „zeigen", will beweisen, dass man ein „ganzer Kerl" ist. Das Gegenteil ist meist der Fall.

Wie sagt man doch? Was Hänschen nicht lernt, lernt Hans nicht mehr. Deshalb gilt es, so früh wie möglich zu beginnen, seinen Körper kennenzulernen, behutsam mit ihm umzugehen und vor allem das richtige für ihn zu tun. Dem Aufbau einer gesunden Grundmuskulatur, über deren Bedeutung in diesem Buch sehr ausführlich geschrieben wurde, kommt eine zentrale Bedeutung für das spätere Wohl und Wehe des Einzelnen und des ganzen Volkes zu. Allein die Anzahl der Knochenerkrankungen soll sich nach einem Pressebericht vom April 2001 in den nächsten 20 Jahren verdoppeln, und die Kosten für Medikamente explodieren jedes Jahr auf´s neue – keine gute Perspektive! Unser Gesundheitswesen ist angeblich eines der perfektesten, aber auch teuersten und – wirkungslosesten!

Der tatsächliche Gesundheitszustand der Deutschen ist alles andere als gut, und die reparative Medizin eilt permanent den ständig fortschreitenden Erkrankungen hinterher, während für die Vorbeugung so gut wie kein Geld ausgegeben wird (insbesondere die psychischen Erkrankungen nehmen rasant zu, und kaum eine Berufsgruppe bleibt davon verschont).

Warum reden wir immer häufiger von „Volkskrankheiten" wie zum Beispiel Rückenbeschwerden, Bandscheibenschäden, vorzeitigem Gelenkverschleiß, Arthrose, Arthritis, Rheuma, Gicht, Herz-Kreislauf-Krankheiten, Schlaganfällen und vielen anderen mehr? Viele dieser Krankheiten wären vermeidbar oder würden weniger drastisch verlaufen, wenn der Mensch über eine kontinuierlich aufgebaute, gesunde und stabile Grundmuskulatur verfügen würde. Und das ist – wie in diesem Buch gezeigt wird – mit relativ wenig Aufwand für jeden erreichbar. Allerdings: man muss es wollen!

„Vorbeugen ist besser – und auch billiger – als heilen", sagt der Volksmund.

Ich würde mir wünschen, die Botschaft käme an.

Eine Auswahl von Dankschreiben und Erklärungen

Die folgenden Seiten stellen nur eine kleine Auswahl all der Dankschreiben dar, die mich im Laufe der vergangenen 25 Jahre erreicht haben. Sie stammen aus den 70er, 80er und 90er Jahren, zu einem Zeitpunkt also, als es den Begriff der Osteopraktik, wie er von Dr. Bauermeister verwendet wird, noch gar nicht gab.

Dabei handelt es sich fast ausnahmslos um Patienten, die nicht am Beginn, sondern am Ende ihres Leidensweges standen, aufgegeben von der Schulmedizin und herkömmlichen Behandlungsformen. Aber sie alle hatten auch die Hoffnung, durch MTM endlich Hilfe zu finden – und diese Hoffnung wurde in den meisten Fällen nicht enttäuscht.

Diese Aussagen von Patienten sprechen ihre eigene, einfache, aber deutliche Sprache, mit der zum Ausdruck kommt, welche Erleichterung Patienten erfahren, wenn sie von ihren Schmerzen befreit werden.

Anmerkung: Leider mußten die beiden Anhänge „Biologischer Schlafplatz" und „Sauberes Trinkwasser" aus redaktionellen Gründen kurz vor Drucklegung herausgenommen werden. Sie werden jedoch in einer der nächsten Auflagen nachgeholt.

DANKE SCHÖN

Vor einigen Monaten erwachte ich mit schrecklichen Kreuzschmerzen. Ich mußte mich schließlich in die Behandlung meines Hausarztes begeben. Die Schmerzen wurden unerträglich; ich konnte das Bett nur noch auf allen "Vieren" verlassen. Mein Hausarzt besuchte mich täglich und verabreichte mehrere Spritzen. Röntgenaufnahmen ergaben, daß ich an einem Bandscheibenschaden bzw. Ischialgie leide. Es wurden Fachärzte hinzugezogen; mein Hausarzt überwies mich zu einer eingehenden Untersuchung in ein Krankenhaus. Dort wurde mir sogleich ein Termin zur Einlieferung in das Krankenhaus genannt, um dort die Milographie mit anschließender Operation vorbereiten zu können. Ich war verzweifelt, denn eine Bandscheibenoperation ist ja nicht einfach gelagert. Verzweifelt suchte ich meinen Hausarzt erneut auf und bat diesen, den Termin im Krankenhaus abzusagen und mir Unterwassermassagen zu verschreiben. Mein Hausarzt folgte auf Drängen meiner Bitte und verschrieb mir Stangerbäder und Massagen. Es wurde ein zweiter Facharzt zugezogen. Doch es trat keine Besserung ein. Der Facharzt erklärte mir, daß die Nerven im Bein mehr und mehr absterben und nur noch eine Operation in Betracht gezogen werden kann, da ich ansonsten mit einer Lähmung im Bein rechnen muß. Auch die Schmerzen wurden wieder so stark, daß ich auf Krücken angewiesen war.
Auf Anraten von Bekannten, die ebenfalls durch Herrn Bergmüller bereits geheilt wurden, suchte ich Herrn Bergmüller auf. Schon nach den ersten Massagen und Fangopackungen merkte ich eine Erleichterung. Durch die weitere Behandlung durch Herrn Bergmüller wichen die Schmerzen und ich bin heute wieder ein gesunder Mann wie eh und je. Meine Gesundung ohne Operation habe ich nur aufgrund der hervorra-genden Massagen des Herrn Bergmüller, ihm zu verdanken.

Ich bedanke mich hierfür recht herzlich.

Miesbach den 1.6.78 Lothar ....

Rosa K

8201 Kolbermoor

<u>Dankschreiben</u>

Ich litt seit über 18 Jahren unter heftigen täglichen Kopfschmerzen, die sich mehrmals im Monat zu migräneartigen Anfällen steigerten.
Meine Hausärztin bemühte sich sehr, die Ursache dieser Schmerzen zu finden und überwies mich zur Untersuchung und Behandlung an mehrere Fachärzte, doch alles ohne besonderen Erfolg.
Die Röntgenaufnahmen von Kopf und Wirbelsäule zeigten außer geringfügigen Abnützungserscheinungen keine Anhaltspunkte.
Ich suchte durch Kuraufenthalte in Wildbad und Senftenberg, wo ich hauptsächlich Bäder, Massagen, Gymnastik, elektrophysikalische und chiropraktische Behandlungen verordnet bekam, Linderung, die aber nie lange anhielt. Vor allem war ich dabei nie schmerzfrei.
In all den Jahren versuchte ich natürlich auch die verschiedensten Heilbehandlungen und Mittel, die mir entweder von Ärzten verordnet oder von Leidensgenossen mitgeteilt wurden, u. a. Akupunktur, Eigenblutspritzen, Kneippanwendungen, Yogaübungen und immer wieder die herkömmlichen Massagen und Fangopackungen.

Nach so vielen vergeblichen Bemühungen ging ich mit wenig Hoffnung und sehr skeptisch in die neueröffnete Praxis von Herrn Bergmüller, die ich von wohlmeinenden Freunden empfohlen bekam.
Aber nach 12 Behandlungen stellte sich der Erfolg ein- und zwar durchschlagend. Meine Kopfschmerzen waren ganz weg!
Seit dieser Zeit, es sind jetzt fast 2 Jahre, hatte ich außer geringfügigen Kopfschmerzen keine Beschwerden mehr und das bei nur zweimaliger kurzer Wiederholung der Behandlung durch Herrn Bergmüller.
Ich bin Herrn Bergmüller zu großem Dank verpflichtet und kann jedem, der in ähnlicher Lage ist, raten, diese Behandlung anzutreten.

Kolbermoor, im Dezember 1979

Rosa

Eine Erklärung und ein Dankschreiben für Herrn Bergmüller.

Weit über ein Jahrzehnt litt ich unter unerträglichen Kopfschmerzen, die sich oft über Tage hinzogen. Ursache: Halswirbelschaden, röntgenologisch festgestellt.
Alle Medikamente gegen Kopfschmerzen und solche gegen Schulter-Armsyndrome halfen nichts. (Auch Spritzen und Massagen nicht)
Vor etwa 4 Jahren kam ich zu Herrn Bergmüller. Nach 2 mal 10 seiner völlig neuartigen Massagen, waren meine Beschwerden (Kopfweh) sehr gebessert und haben sich schließlich gänzlich verloren. Zur Aufrechterhaltung eines guten Befindens (ich bin 74 Jahre alt) lasse ich mich im Abstand von 2 Wochen laufend massieren.
Flintsbach, 15.5.79

A. K.

Gerda B.

8201 Kolbermoor

den 30.11.1981

Sehr geehrter Herr Bergmüller!

Wir bestätigen Ihnen gerne schriftlich, wie erfolgreich sich Ihre Massagen für unsere Mutter ausgewirkt haben.

Sie war bei Beginn Ihrer Behandlung im letzten Jahr schon über 80 Jahre und konnte sich seit vielen Jahren, auf Grund einer sehr starken Rückgratverkrümmung kaum mehr aufrecht halten. Sie hatte ständig Schmerzen und liegen, sitzen und gehen war für Sie eine Qual.

Nach etwa 5 bis 6 Behandlungen, die Sie nur im Sitzen durchführen konnten, war es unserer Mutter bereits möglich, wieder ausgestreckt zu liegen.
In der Folgezeit besserte sich ihr Zustand ganz wesentlich. Sie kann sich jetzt aufrechter halten, und was ein sehr wesentlicher Erfolg Ihrer Behandlung ist, ihr ganzes Allgemeinbefinden hat sich gebessert.
Magen- und Darmprobleme, die durch die ständig gebückte Haltung hervorgerufen waren, sind verschwunden.

Sie hat ganz entschieden mehr Lebensfreude gewonnen, einmal durch die Verbesserung ihres gesundheitlichen Zustandes, zum Anderen aber auch dadurch, daß sie erkannte, daß man selbst im hohen Alter nicht dazu verurteilt ist, einen schlechten gesundheitlichen Zustand hinzunehmen, sondern daß etwas zur Verbesserung getan werden kann.

So konnte sie in diesem Jahr eine dreiwöchige Reise mit dem Auto und dem Flugzeug unternehmen, und war jetzt im Herbst nochmals mit dem Auto im Rheinland, ohne daß es ihr größere Beschwerden verursacht hat.

Wir haben es Ihnen zu danken, daß sich der körperliche Zustand unserer Mutter ganz entscheidend gebessert hat, und sie dadurch ihre Lebensfreude und Tatkraft behält.

Mit freundlichen Grüßen
Gerda B

Gerda

Ein Dankeschön

Herr Bergmüller
Brannenburg

Raubling, den 29.07.1981

Vor ungefähr 6 Jahren bekam ich plötzlich in den Hüften, im Rücken und in den Armen Schmerzen. Diese wurden immer schlimmer, so daß ich schon bald am Ende meiner Kraft war. Ich konnte zu dieser Zeit kaum noch meine Hausarbeit machen.

Natürlich ging ich zum Arzt, dies ist ja das erste was man macht. Da bekam ich aber nur Tabletten, die leider keine Wirkung hatten. Als nächstes verschrieb mir mein Arzt Massagen und Streckungen, die ebenfalls ohne Erfolg waren.

Einer Bekannten klagte ich meine Schmerzen und die erfolglose Behandlung. Spontan empfahl Sie mir Herrn Bergmüller aus Brannenburg.

Bei der ersten Behandlung sagte mir Herr Bergmüller, meine Rückenmuskulatur sei total blockiert, und dies löse die starken Schmerzen aus. Nach der vierten und fünften Behandlung durch Herrn Bergmüller wurden - zu meiner großen Erleichterung - die Schmerzen schon viel besser. Natürlich machte ich auch noch Gymnastik zu Hause, nach Anweisung von Herrn Bergmüller. Mein Zustand wurde von Woche zu Woche besser und heute bin ich wieder ganz fit.

Hiermit möchte ich Herrn Bergmüller meinen allerherzlichsten Dank aussprechen.

E.

Helga L.

8094 Reitmehring 28. März 1979

<u>Beschreibung meiner Beschwerden starke Migräne und Rückenschmerzen</u>

Ich bin 34 Jahre alt. Etwa mit dem 17. Lebensjahr - meine berufliche Laufbahn beim Rechtsanwalt begann - fing es an mit regelmäßigen starken Kopfschmerzen, die meistens 3 Tage lang dauerten. Mit großer Mühe übte ich meinen Beruf aus, der sehr viel Konzentration abverlangte. Behandlungen bei Ärzten ergaben in der Regel: wetterbedingte Gründe, des weiteren - ich war während der Schulzeit eine begeisterte Sportlerin, dabei erlitt ich ungefähr 5 leichtere bis mittelschwere Gehirnerschütterungen - nicht ausgeheilte Gehirnerschütterungen oder gar Pubertätschwierigkeiten.
1974 ungefähr begann eine Krise. Da konnte es passieren, wenn ich von der Toilette aufstehen wollte, konnte ich mich plötzlich nicht bewegen oder ich wachte morgens auf, wollte aufstehen und konnte nicht, weil die Schulter oder Hals sich nicht bewegen ließen. Ein Arzt kam meistens oder ich begab mich mühsam zu ihm. Damit ich mich wieder bewegen konnte, bekam ich Kortisonspritzen, starke Tabletten und Massagen im Rückenbereich. Momentane Besserung für ein paar wenige Tage.
Orthopäden stellten anhand von Röntgenaufnahmen fest: Bandscheibenschaden, Abnützungserscheinungen und Absprengung oder Verkalkung eines Hals-Wirbels, Haltungsschäden (berufsbedingt durch Sitzen). Ein Orthopäde empfahl mir als Ausgleich Gymnastik. Machte ich diese, mußte ich anschließend wieder zu ihm, um mich einrenken zu lassen. Spritzen in die Schläfen und die Wirbelsäule halfen nichts. Es passierte sogar, renkte mich der Arzt auf der linken Seite ein, sprang der Wirbel auf der rechten Seite heraus. So ging das jahrelang. Ca. 2 x wöchentlich, manchmal nur 1 x (meistens beginnend am Freitag) war ich mit stärksten Kopfschmerzen geplagt, die am Ohr- und Schläfenbereich (vom Halswirbel kommend) am stärksten waren. Mir war bei diesen Anfällen jedesmal übel zum Brechen.
So bekam ich in den letzten 4 Jahren etliche Kortisonspritzen, eine Menge starke Tabletten, die sich auf den Magen schlugen und eine Massage nach der anderen, die nichts bzw. fast nichts halfen.
Im Dezember 1978 zog ich von Augsburg nach Wasserburg. Der Umzug brachte für mich ungewohnte körperliche Belastung mit sich. Vor Weihnachten fing es an mit sehr starken Schmerzen in der Gegend des Brustbeins. Ich konnte mich nicht mehr bücken, den Kopf nicht zur Seite drehen. Ich suchte einen praktischen Arzt in Wasserburg auf, der mich mit Vitamin-B-Spritzen und -Tabletten und täglichen Bestrahlungen behandelte. Nach 14 Tagen trat keine wesentliche Besserung ein. Der Arzt überwies mich auf meinen Wunsch zu einem Orthopäden. Dieser röntgte mich und stellte eine Brustbeinentzündung und einen Rundrücken fest. Er verschrieb mir Massagen, Fangopackungen und Rheumatabletten.
Auf Empfehlung eines Bekannten wurde ich auf Herrn Bergmüller, Masseur in Kolbermoor und Brannenburg, aufmerksam gemacht. Nach ungefähr der 2. Behandlung bei ihm, die wenige Minuten dauerte, hatte ich keine Kopfschmerzen mehr. Des weiteren spürte ich eine wesentliche Besserung der Schmerzen im Brustbein bereits nach der ersten Behandlung. Entgegen der Meinung des Orthopäden, der mir Schonung anriet, empfahl mir Herr Bergmüller 3 gymnastische Übungen, ca. 25 Minuten täglich. Ich befolgte seinen Rat und es wurde mit Hilfe seiner Massagen, die ich 3 x wöchentlich machen ließ und der Gymnastik, die die Muskulatur des Rückens aufbaut, so gut wie noch nie. Ich habe seit Beginn der Massagen keine Kopfschmerzen mehr gehabt. Die Entzündung des Brustbeins ist vollkommen in Ordnung.
In der Praxis des Masseurs habe ich von vielen Patienten bestätigt bekommen, was ich selber von mir auch behaupten kann. Jetzt bin ich in der Lage, ohne Schwierigkeiten meinen sitzenden Beruf auszuüben. Spüre ich tagsüber einmal, daß mir der Rücken etwas schmerzt, mache ich ein paar der Übungen, die mir Herr Bergmüller empfahl, und die Schmerzen sind weg. Herrn Bergmüller habe ich mein jetziges Wohlbefinden - und was ich schon fast verloren hatte - den Humor - zu verdanken. Herzlichen Dank.

Helga

DR. HELMUT S
DIPLOM-PHYSIKER

8211 G

den 3.12.74

Herrn
Werner Bergmüller

8201 Degerndorf
Dorfbachstr. 8

Sehr geehrter Herr Bergmüller,

nachdem mittlerweile mehr als drei Monate vergangen sind, seit Sie mein rechtes Kniegelenk in fast sensationeller Weise wieder in Ordnung brachten, und nachdem auch seither keinerlei Rückfall mehr aufgetreten ist, trotz Beanspruchung bei schweren Bergtouren, möchte ich mich nochmals bei Ihnen recht herzlich bedanken. Immerhin war es für mich sehr erstaunlich, daß ein berühmter Professor der Orthopädie mein Leiden nicht zu heilen vermochte, während Sie durch drei Behandlungen von je fünf Minuten zum Erfolg kamen.

Für den Aufbau Ihrer Praxis in Degerndorf wünsche ich Ihnen viel Erfolg.

Mit freundlichen Grüßen

Georg W   8201 K   Februar 1979.
BB-Amtsrat

Erklärung

Ich bin am 13.12.1916 geboren, somit heute 62 Jahre alt.
Schon bald nach dem Kriege, den ich von ersten bis zum letzten Tage als Gebirgsjäger mitmachte, begannen meine Kopfschmerzen, die sich bis vor kurzem, ständig steigernd, fortsetzten. Diese Schmerzen habe ich etwa seit 1950 mit Thomapyrin behandelt, zuletzt verbrauchte ich pro Monat etwa 100 Stück. Diese Tabletten mußte ich nehmen, um meinen Beruf ausüben zu können.

Seit etwa lo Jahren wachte ich schon jeden Tag mit Kopfweh auf. Meist konnte ich die Schmerzen mit Tabletten wegbringen; etwa alle 14 Tage aber hatte ich einen Tag, an dem keine Tabletten halfen und ich nur mit größter Überwindung meinen Dienst versehen konnte.

Ich habe im Laufe der Jahre viele Ärzte aufgesucht. Behandlungen mit Prokain u. Akupunktur halfen nicht, auch eine Behandlung durch einen Chiropraktiker brachte keine Besserung.

Ende November 1978 verwies mich mein behandelnder Arzt, Frau Dr. med. Fellner, an den Masseur, Herrn Werner Bergmüller.

Die von Herrn Bergmüller verabreichten Massagen waren anfangs wegen ihrer Tiefenwirkung derart schmerzhaft, daß es kaum zu ertragen war. Schon nach 6 - 8 Behandlungen merkte ich eine deutliche Erleichterung. Meine Kopfschmerzen wurden immer seltener. Heute, nach 18 Behandlungen, kann ich sagen, daß ich fast schmerzfrei bin. Von den morgentlichen Kopfschmerzen ist nur noch ein schmerzhafter Druck im Nacken geblieben, den ich oft ohne Tabletten wegbringe. Tagsüber bin ich durchwegs schmerzfrei. Den Verbrauch von Thomapyrintabletten konnte ich auf ein Minimum senken.

Ich kann sagen, daß Herr Bermüller mir mit seinen Massagen sehr geholfen hat und ich danke ihm dafür.

Georg

Barbara W

Pfälzerstr. 32

8201 G

November 1882

Meine jetzt 13- jährige Tochter litt schon seit früher Kindheit an einer Haltungsschwäche, was sich in den folgenden Jahren sehr verschlechterte, so daß sie eine starke Wirbelsäulenverkrümmung bekam. Obwohl ich mit dem Kind laufend in ärztlicher Behandlung bei Orthopäden war, die Krankengymnastik verordneten, und die meine Tochter auch über Jahre ausführte, verschlimmerte sich der Rücken immer mehr. Die Meinung meines Arztes war sehr ungünstig. Er könne nichts weiter tun, man müsse eventuell eine Operation vornehmen. Diese ist aber sehr riskant, weil es dabei oft zu Querschnittslähmungen kommt. In dieser schlimmen Lage sprach im letzren Frühjahr mit Herrn Bergmüller über mein Kind. Er fragte ob sie schon einmal Massagen bekommen habe, was ich verneinte. Auf eigene Faust ließ ich dann meine Tochter von Herrn Bergmüller massieren, zuerst 2 Mal in der Woche dann einmal. Inzwischen sind ca. 15 Behandlungen vorbei und mein Kind ist wieder gerade, so daß sie schon von vielen darauf angesprochen wird, so auffällig ist der Erfolg. Die Krankengymnastik führt jetzt langsam zu einer Festigung der Rückenmuskulatur. Daß ich von dieser großen Sorge befreit bin, verdanke ich nur dem Können von Herrn Bergmüller. Mancher Arzt könnte sich bei ihm Rat holen, inm Fall meiner Tochter haben die Ärzte offensichtlich versagt.

Ich hoffe, daß Herr Bergmüller noch vielen haltungsgeschädigten Kindern helfen kann.

Barbara

Bruckmühl, den 15. 12. 1978

Sehr geehrter Herr Bergmüller!
Für die überaus erfolgreiche Migräne-Behandlung möchte ich mich heute, nach 15 Massagen, von Herzen bei Ihnen bedanken. Wie wohltuend und befreiend es ist, nach 30jährigen, regelmäßigen Migräneanfällen, nun plötzlich ohne Schmerzen zu sein und ohne Medikamente auskommen zu können, weiß wohl nur der nachzuempfinden, dem es ähnlich geht.
Ich wünsche Ihnen weiterhin viel Erfolg, und daß noch viele „Migräne-geplagte" den Weg zu Ihnen finden.

Ihre dankbare

Waltraut S.

Nikolaus K

82o1 Fischbach

Hüftoperation mit oder ohne Erfolg?

Mit 34 Jahren bekam ich Schmerzen im rechten Oberschenkel, die vom Knie bis zu der Hüfte reichten. Es wurde mir von Seiten der Ärzte zu einer Hüftoperation geraten, die dann auch durchgeführt wurde.

Nach der Operation waren die Schmerzen momentan weg, traten aber dann bei größerer Belastung um so heftiger wieder auf. Das war so schlimm, daß ich zeitweise ein Bein nachzog. Ich konnte und durfte die schwere Arbeit in meinem Beruf als Metzger nicht mehr verrichten, ja man schrieb mich sogar 30% arbeitsunfähig und wollte mich umschulen. Ich schlug mich 10 Jahre lang, zum Teil mit leichter Frauenarbeit so recht und schlecht durch. Auf die Dauer war mir die finanzielle Einbuße von rund 800 DM monatlich zu hoch und ich versuchte doch wieder auf eigene Verantwortung in meinen Beruf zu arbeiten.

Die Schmerzen verschlimmerten sich bei dieser kalten und nassen Beschäftigung wieder. Bekannte rieten mir dann zu Massagen bei Herrn Bergmüller.
Es mag sehr unglaublich klingen, aber ich habe meine 10 verschriebenen Massagen gar nicht in Anspruch genommen, sondern war nach 7 Massagen meine ganzen Schmerzen los, die ich eigentlich vor der Operation hatte und die sich nach der Operation noch verschlimmert hatten.
Heute kann ich wieder mit jedem Metzger mithalten!

Nikolaus K

Friedrich B Rosenheim, den 25.1.1991

KRANKHEITSBERICHT

Im Alter von ca. 38 Jahren plagte mich plötzlich Migräne, die sich von rechts über dem Auge bis hinter das Ohr ausdehnte. Sie steigerte sich schnell, so daß ich bereits nach wenigen Wochen jeden Tag 2-3 Stunden von Anfällen heimgesucht wurde. Meine Nase tropfte und meine Augen tränten, während ich mich wegen unerträglichen Kopfschmerzen am Boden wälzte. Schmerz-stillende Medikamente halfen nicht.

Die nächsten 14 Jahre gestalteten sich für mich zu einem einzigen Leidensweg. Ich wanderte von Arzt zu Arzt, doch keiner konnte mir helfen. Die Heilversuche gingen von schiropraktischer Behandlung über Neuraltherapie zu Akupunktur, die vorübergehende Linderung schaffte, bis hin zur Hypnose, aber letztendlich half nichts.

Ein Bekannter verwies mich vor ca. 2 Jahren an die Massage-praxis von Herrn Bergmüller in Brannenburg. Dieser erklärte mir, er könne mich durch Massage für ca. 1/2 Jahr von den Migräneanfällen befreien, doch dann müßte die Behandlung wiederholt werden, da Migräne häufig von Blockaden im Muskel-bereich kämen, die sich üblicherweise nach diesem Zeitraum wieder einstellen würden.

Meine anfängliche Skepsis wandelte sich schnell in große Erleichterung, als schon nach wenigen Massagen meine Migräne leichter wurden und nach weiteren ganz aufhörte. Nachdem sich ca. nach einem 1/2 Jahr, wie vorausgesagt, wieder erste An-zeichen von Migräne einstellten, lies ich mich wieder zehnmal von ihm behandeln, worauf sie sofort wieder abklang.

So geht es nun schon 2 Jahre, und ich habe wieder mehr Freude am Leben. Jeder, der ähnliches durchgemacht hat, wird verstehen, wie erleichtert ich mich jetzt fühle und wie sehr es mich drängt, Herrn Bergmüller für seine Hilfe zu danken.

Ich wünschte, alle Migränegeplagten würden auf diese Behandlungsmethode hingewiesen und den Weg zu Herrn Bergmüller finden.

In dankbarer Anerkennung

Friedrich B

Friedrich B

Ostermünchen 9.6.83

Erklärung:

So an die 8 Jahre lang hatte ich unerträgliche Kopfschmerzen und Migräneanfälle. Ich wurde von einem Facharzt zum anderen geschickt aber keiner konnte mir helfen. Mit Medikamenten und Spritzen wurde ich vollgestopft aber nichts half. Bis mir eine Bekannte Herr Bergmüller empfohlen hat ich konnte es nicht glauben aber nach der 3. Massage war mein Kopfweh wie weggeblasen und die Migräneanfälle kamen auch immer seltener bis sie schließlich ganz ausblieben.
Was ich Herrn Bergmüller verdanke kann ich mit Worten nicht sagen.

Mit freundlichen Grüßen

Fr. N

Inge W 8204 Brannenburg ,den 17.12.84

Sehr geehrter Herr Bergmüller !

Ihnen und Ihrer Familie wünsche ich ein frohes und gesundes Weihnachtsfest und ein gutes neues Jahr !
Heute möchte ich auch nicht versäumen Ihnen ,sehr geehrter Herr Bergmüller ,meinen aller herzlichsten Dank ,für all' Ihre Mühe und Arbeit mit mir , auszusprechen !
Als ich 1980 zu Ihnen kam als Pat.,sollten meine Hände Operiert werden !
Starke Schmerzen ,ich konnte nichts mehr festhalten ,es fehlte jegliche Kraft in den Armen und Händen .Auch Nacken und Schul= tern ,sowie die ganze B W S + L W S - Muskulatur waren restlos verspannt .
Mein Mann war Arzt und sagte immer (schon vor 30 Jahren) , ehe bei solchen Beschwerden Operiert wird , sollte es erst mit Massagen versucht werden ! Aus Erfahrung ,die ich aus un= serer Praxis hatte ,lehnte ich die Operation ab .
Zum Glück wurden Sie mir empfohlen !
Dank Ihrer großen Erfahrung und Ihrem Können , war es nur möglich , mit Ausdauer , daß ich wieder beschwerdefrei bin!

Mit freundlichen Grüßen
in Dankbarkeit

Inge W

Im Herbst 1977 war ich bei mehreren Orthopäden wegen starker Schmerzen in beiden Kniegelenken in Behandlung.
(Diagnose: Meniskusverletzung)

Die Behandlungsdauer erstreckte sich auf mehrere Monate, ohne daß sich jedoch ein Erfolg auf Besserung abzeichnete.
Trotz Verabreichung von Spritzen und anderen Behandlungsmethoden konnte ich keinen Sport mehr ausüben.

Im Mai 1978 wurde ich von Bekannten Herrn Werner Bergmüller empfohlen.
Bereits nach drei Behandlungen durch Herrn Bergmüller verspürte ich keinerlei Schmerzempfinden mehr in beiden Kniegelenken.

Beide Kniegelenke sind seither wieder voll belastbar und ich habe keinerlei Schmerzen mehr.
Dank der erfolgreichen Behandlung des Herrn Bergmüller kann ich wieder meine Lieblingssportarten Bergsteigen und Skifahren ausüben.
Dadurch wurde mir wieder ein Stück meiner Lebensfreude zurückgegeben.

Meinen besonderen Dank an Herrn Bergmüller.

Herla l

R ,16.9.79 Rudolf J
Hochwaldstr.
8200 R

Sehr geehrter Herr Bergmüller!

Auf Grund Ihrer hervorragenden Behandlung habe ich meine langjährigen Migräneanfälle überwunden und bin Ihnen deshalb sehr zu Dank verpflichtet.
Nach langjähriger Behandlung durch mehrere Ärzte sowie eines Nervenarztes bin ich auf Empfehlung eines Bekanten zu ihnen gekommen. Schon nach einigen Massagen stellte sich schlagartig eine Besserung ein. Nach zehn Behandlungen war ich für etwa zwei Jahren von meinen Schmerzen befreit.
Nach den jetzt verabreichten zwei mal zehn Massagen bin ich seit dem endgültig von meiner Migräne befreit!
Zum Schluß nochmals recht herzlichen Dank -

mit freundlichen Grüßen und
Hochachtungsvoll

Rudolf J

Mein siebenjähriger Sohn Alexander hatte einen Sprachfehler (stottern). Eine ärztliche und auch psychologische Behandlung war ohne Erfolg.. Erst durch die gezielt angewandten Massagen von Herrn Bergmüller konnte das Stottern vollkommen behoben werden. Alexander spricht jetzt einwandfrei.

Ich sage Herrn Bergmüller herzlichen Dank.

Griesstätt, den 1.4.85 B

Neubeuern, Nov. 1993

Als ich Anfang 1991 zu Herrn Bergmüller kam, hatte ich eine krumme Wirbelsäule, Rückenschmerzen und ziemlich oft Kopfschmerzen. Die ganze rechte Seite meines Rückens war deutlich hervorgehoben, ich hatte sozusagen einen Buckel, so daß ich im Sommer nicht mehr zum Baden ging und nur weite Oberteile trug, damit es nicht so auffiel.

Dies war für mich nicht nur ein körperliches sondern auch ein seelisches Problem. Die Ärzte sagten mir daß man dagegen nichts machen kann und ich war froh, daß ich durch Zufall zu Herrn Bergmüller kam.

Schon nach kurzer Zeit merkte ich eine Besserung und nun nach zwei Jahren ist von meinem Buckel kaum noch etwas zu erkennen, ich gehe wieder zum Baden und ziehe auch wieder enge Oberteile an. Meine Kopfschmerzen sind auch nicht mehr so häufig.

Ich hätte nie geglaubt, daß man in meinem Alter, ich bin 1962 geboren, noch etwas machen kann und bin froh zu Herrn Bergmüller gekommen zu sein. Ich werde auch weiterhin jede Woche einmal zu ihm gehen.

Maria

G. R. den 24.10.79

Seit über 30 Jahre hatte ich Kopfschmerzen. Oft richtige Migräne-Anfälle.
Kein Arzt, kein Medikament konnte mir helfen. Nur durch die Massage-Behandlung von Herrn Bergmüller bin ich mein Leiden losgeworden. Ich bin 50 Jahre und bin gern bereit allen bei Fragen Rede u. Antwort geben.

Maria G. R.
Bodenseestr.
8201 R.

Dr. med. Helmut J
Facharzt für Kinder
Sprechstunden: Mo., Di., Mi., Fr. 9–11 Uhr
Mo., Mi. 16–18 Uhr und nach Vereinbarung

8204 B den

Jahrelang habe ich mich mit zunehmenden Schmerzen im Lendenbereich und im proximalen Oberschenkelbereich herumgeplagt. Es kam zunehmend zu Muskelverhärtungen mit schmerzhaften WS-Kontrakturen und Ausstrahlung der Schmerzen bis in die Waden. Die fortschreitende Verminderung der Beweglichkeit der Wirbelsäule führte dazu, daß ich vor allem während der kühleren Jahreszeit meine sportlichen Aktivitäten erheblich einschränken mußte, ja sogar teilweise nur unter ständigen Schmerzen der täglichen Berufsarbeit nachgehen konnte.
Konservative Therapieversuche mit Antiphlogistika, Muskelrelaxantien und Novocain-Quaddeln änderten an der Situation kaum etwas.
Wegen der extremen Muskelverhärtungen erhoffte ich mir Linderung der Beschwerden durch Massage mit Wärmeanwendung (Fango) als letzten Ausweg.
In Herrn W. Bergmüller, Brannenburg, fand ich einen Physiotherapeuten, bei dem ich nach allerdings monatelanger regelmäßiger, anfangs schmerzhafter, Behandlung wieder schmerzfrei wurde und nach jahrelanger erzwungener Pause mich wieder sportlich betätigen kann, vor allem wieder dem Skitourenlauf in vollem Umfang frönen kann. Nach härterer Belastung (ganztägige Touren in Höhen über 3000m mit teilweise schneebedingter schwerer Abfahrt oder nach intensiverem Joggen) kommmt es auch heute noch zu schmerzhaften Blockaden im Gesäß- und Oberschenkelbereich, die sich jedoch durch die Massage-Behandlung heute wieder rasch beheben lassen.
Seit ich mich durch Herrn Bergmüller regelmäßig behandeln lasse, hat sich meine Lebensqualität jedenfalls erheblich gebessert, denn sich wieder schmerzfrei bewegen zu können ist eine Geschenk, das nur der ermessen kann, dem ähnliches widerfahren war.

An die
Massagepraxis Bergmüller
Rosenheimer Str. 23

8201 Brannenburg

N , den 10. Dezember 1979

Sehr geehrter Herr Bergmüller,

ich möchte mich heute nachträglich bei Ihnen recht herzlich bedanken für die an meiner Mutter vorgenommenen erfolgreichen Massagen.

Meine Mutter war von Mitte Dezember 78 bis Ende Mai 79 im Krankenhaus München-Pasing und konnte sich bei der Entlassung nur noch mit dem Rollstuhl fortbewegen.

Trotz Ihres relativ hohen Alters von 69 Jahren ist es Ihnen bereits nach den ersten sechs Massagen gelungen, wesentliche Fortschritte im Bewegungsablauf zu erzielen. Meine Mutter konnte Ihre Praxis nach zwei Wochen zusammen mit meiner Frau ohne Rollstuhl aufsuchen, gleichwohl die Diagnose der Ärzte lautete: "Frau Widmann, sie müssen mit ihren Schmerzen leben und das Gehen ist nur wieder mit Spritzen und Tabletten [illegible] erreichen".

Genau diese Diggnose brachte keinen Erfolg und es ist nur Ihnen sehr geehrter Herr Bergmüller, zu verdanken, daß meine Mutter nach drei Monaten mit einem Gehstock wieder alleine gehen kann.

[illegible]dem ich zu Ihrer Behandlung etwas Abstand gewonnen habe, [illegible] ich heute überzeugt, daß wenn meine Mutter nicht Sie als Masseur bekommen hätte, heute noch im Rollstuhl sitzen müßte.

Abschließend danke ich Ihnen nochmals für Ihre vollbrachte Mühe und erzielten Erfolg.

Mit freundlichem Gruß
Ihr
H

Sehr geehrter Herr Bergmüller!

Dank Ihrer gezielten Behandlungen bin ich um eine Bandscheibenoperation herumgekommen.

Ich möchte mich hiermit nochmals herzlichst dafür bedanken.

Herzliche Grüsse

Alfred [illegible]
Rott am Inn